RECETAS ANTIINFLAMATORIAS EN ESPAÑOL

"Cocina Sana y Antiinflamatoria con 100 Recetas Deliciosas para Reducir la Inflamación"

MASTER COOKING

TABLA DE CONTENIDOS

INTRODUCCIÓN

La inflamación es una respuesta natural de nuestro organismo frente a algunas agresiones o desequilibrios. Sin embargo, cuando se vuelve crónica puede ser el origen de numerosos problemas de salud, desde alergias y artritis hasta obesidad y algunos tipos de cáncer.

Por suerte, está comprobado que una alimentación adecuada juega un papel clave en la prevención y control de este tipo de inflamación. En este libro les presento 100 recetas con ingredientes y propiedades antiinflamatorias para ayudarles a mejorar su calidad de vida.

Gracias a los consejos de expertos nutricionistas y chefs, he seleccionado preparaciones fáciles de seguir que contribuirán a reducir el dolor, la hinchazón, la fatiga y otros síntomas comunes de procesos inflamatorios. Todas nuestras recetas son nutritivas, sabrosas y aptas para distintos gustos y dietas especiales.

Con este completo recetario descubrirán un nuevo mundo de posibilidades gastronómicas para implementar una alimentación sana, variada y antiinflamatoria. Les invito a que se unan a este viaje hacia el bienestar, la vitalidad y el buen comer. A disfrutar de estos deliciosos alimentos que, además de nutrir nos ayudan a curar.

Ensalada de col rizada y aguacate

Ingredientes:

- 1 manojo grande de col rizada

- 2 aguacates maduros

- 1/2 taza de nueces (puedes usar nueces, almendras o piñones)

- 1/2 taza de pasas o arándanos secos

- 2 cucharadas de jugo de limón fresco

- 2 cucharadas de aceite de oliva

- Sal y pimienta negra recién molida

Instrucciones:

1) Lava bien la col rizada y sécala con una toalla de papel. Retira los tallos gruesos y corta las hojas en trozos pequeños.

2) Pon la col rizada en un tazón grande y agrega 1 cucharada de aceite de oliva, 1 cucharada de jugo de limón, sal y pimienta negra al gusto. Mezcla todo bien y masajea la col rizada con las manos para ablandarla un poco.

3) Corta los aguacates por la mitad, retira el hueso y pela la pulpa. Corta la pulpa de aguacate en cubos y añádela al tazón con la col rizada.

4) Agrega las nueces y las pasas o arándanos secos a la ensalada y mezcla todo suavemente.

5) En un recipiente pequeño, mezcla 1 cucharada de aceite de oliva y 1 cucharada de jugo de limón. Agrega sal y pimienta negra al gusto y mezcla bien.

6) Vierte la mezcla de aceite de oliva y limón sobre la ensalada y mezcla todo bien.

7) Sirve la ensalada y disfruta.

Tiempo de preparación: 15 a 20 minutos.

Porciones: 4

Ensalada de remolacha y naranja

Ingredientes:

- 4 remolachas medianas, cocidas y peladas

- 2 naranjas medianas, peladas y cortadas en rodajas finas

- 1/2 taza de hojas de menta fresca, picadas

- 1/4 taza de nueces picadas (puedes usar nueces, almendras o pistachos)

- 2 cucharadas de vinagre de vino tinto

- 2 cucharadas de aceite de oliva

- Sal y pimienta negra recién molida

Instrucciones:

1) Corta las remolachas en cubos o rodajas finas y colócalas en un tazón grande.

2) Agrega las rodajas de naranja y las hojas de menta picadas al tazón con las remolachas.

3) Agrega las nueces picadas a la ensalada y mezcla todo suavemente.

4) En un recipiente pequeño, mezcla el vinagre de vino tinto y el aceite de oliva. Agrega sal y pimienta negra al gusto y mezcla bien.

5) Vierte la mezcla de vinagre y aceite sobre la ensalada y mezcla todo bien.

6) Sirve la ensalada y disfruta.

Tiempo de preparación: Aproximadamente 20 a 25 minutos, dependiendo del tiempo que tardes en cocinar y pelar las remolachas.

Porciones: 4

Pescado a la parrilla con salsa de tomate y albahaca

Ingredientes:

• 4 filetes de pescado (puedes usar salmón, trucha, tilapia o cualquier pescado blanco)

• 2 tazas de tomates picados

- 1/4 taza de hojas de albahaca fresca, picadas

- 2 dientes de ajo, picados

- 2 cucharadas de aceite de oliva

- Sal y pimienta negra recién molida

1 limón, cortado en cuartos

Instrucciones:

1) Precalienta la parrilla a fuego medio-alto.

2) En un tazón pequeño, mezcla los tomates picados, las hojas de albahaca picadas, el ajo picado y el aceite de oliva. Agrega sal y pimienta negra al gusto y mezcla bien.

3) Coloca los filetes de pescado en la parrilla y cocínalos durante 3-4 minutos por cada lado, dependiendo del grosor del pescado.

4) Una vez que los filetes de pescado estén cocidos, retíralos de la parrilla y colócalos en un plato.

5) Vierte la salsa de tomate y albahaca sobre los filetes de pescado y sirve con los cuartos de limón en el lado.

Tiempo de preparación: Aproximadamente 20 a 25 minutos

Tacos de pescado con salsa de piña y cilantro

Ingredientes:

- 1 libra de filetes de pescado (puedes usar tilapia, mahi mahi o cualquier otro pescado blanco)

- 1 cucharada de aceite de oliva

- 1 cucharada de jugo de limón fresco

- 1 cucharadita de chile en polvo

- 1/2 cucharadita de comino molido

- 1/2 cucharadita de sal

- 8 tortillas de maíz

- 1 taza de piña fresca picada

- 1/4 taza de cilantro fresco picado

- 1/4 taza de cebolla roja picada

- 1/4 taza de yogur griego sin grasa

Instrucciones:

1) Precalienta el horno a 375 grados F (190 grados C).

2) Coloca los filetes de pescado en una bandeja para hornear. Rocía los filetes con aceite de oliva y jugo de limón.

3) En un tazón pequeño, mezcla el chile en polvo, el comino y la sal. Espolvorea la mezcla de especias sobre los filetes de pescado.

4) Hornea los filetes de pescado durante 15-20 minutos o hasta que estén cocidos.

5) Mientras se cocina el pescado, calienta las tortillas en una sartén caliente durante unos 30 segundos por cada lado.

6) En un tazón pequeño, mezcla la piña picada, el cilantro picado, la cebolla roja picada y el yogur griego sin grasa. Agrega sal al gusto.

7) Cuando los filetes de pescado estén cocidos, corta los filetes en trozos del tamaño de un bocado.

8) Coloca los trozos de pescado en cada tortilla y cubre con la salsa de piña y cilantro.

Tiempo de preparación: Aproximadamente 30 a 35 minutos

Porciones: 4

Pollo a la parrilla con ensalada de brócoli y almendras

Ingredientes:

- 4 pechugas de pollo deshuesadas y sin piel

- 1 cucharada de aceite de oliva

- Sal y pimienta negra molida al gusto

- 4 tazas de floretes de brócoli fresco

- 1/2 taza de almendras fileteadas

- 1/4 taza de cebolla roja picada

- 1/4 taza de vinagre de sidra de manzana

- 2 cucharadas de mostaza Dijon

- 2 cucharadas de miel

- 1 cucharada de aceite de oliva

- Jugo de medio limón

Instrucciones:

1) Precalienta la parrilla a fuego medio-alto.

2) Cepilla las pechugas de pollo con aceite de oliva y sazonar con sal y pimienta negra al gusto. Coloca las pechugas de pollo en la parrilla y cocínalas durante unos 6-8 minutos por cada lado o hasta que estén doradas y cocidas por completo.

3) Mientras tanto, en una sartén pequeña, tuesta las almendras fileteadas a fuego medio durante 2-3 minutos, removiendo constantemente hasta que estén doradas.

4) En un tazón grande, mezcla los floretes de brócoli, la cebolla roja picada y las almendras tostadas.

5) En un tazón pequeño, mezcla el vinagre de sidra de manzana, la mostaza Dijon, la miel, el aceite de oliva y el jugo de limón. Bate hasta que estén bien combinados.

6) Vierte la mezcla de aderezo sobre la ensalada de brócoli y mezcla bien.

7) Sirve las pechugas de pollo a la parrilla con la ensalada de brócoli y almendras.

Tiempo de preparación: Aproximadamente 30 a 35 minutos

Porciones: 4!

Curry de lentejas con calabaza y espinacas

Ingredientes:

- 1 taza de lentejas secas

- 4 tazas de agua

- 1 cucharada de aceite de oliva

- 1 cebolla mediana picada

- 3 dientes de ajo picados

- 1 cucharada de jengibre fresco rallado

- 1 cucharada de pasta de curry rojo

- 1 cucharada de comino molido

- 1 cucharada de cilantro molido

- 1 cucharada de cúrcuma en polvo

- 1 lata de 400 gramos de tomates pelados

- 1 taza de caldo de verduras

- 2 tazas de calabaza cortada en cubos

- 2 tazas de hojas de espinaca frescas

- Sal y pimienta negra molida al gusto

- Jugo de limón fresco para servir

- Cilantro fresco picado para decorar

Instrucciones:

1) Enjuaga las lentejas secas en agua fría y escúrrelas. Ponlas en una cacerola con 4 tazas de agua y lleva a ebullición a fuego medio. Reduce el fuego y cocina a fuego lento hasta que las lentejas estén tiernas, aproximadamente durante 20-25 minutos. Escurre el agua y reserva las lentejas cocidas.

2) Calienta el aceite de oliva en una olla grande a fuego medio-alto. Agrega la cebolla picada y cocina hasta que esté dorada, aproximadamente durante 3-4 minutos. Agrega el ajo picado y el jengibre rallado y cocina durante otros 2 minutos.

3) Agrega la pasta de curry rojo, el comino molido, el cilantro molido y la cúrcuma en polvo a la olla y cocina durante 2-3 minutos más, revolviendo constantemente.

4) Agrega los tomates pelados y el caldo de verduras a la olla y mezcla bien. Lleva a ebullición y reduce el fuego a medio-bajo. Cubre la olla y cocina durante 10 minutos, revolviendo ocasionalmente.

5) Agrega la calabaza cortada en cubos a la olla y cocina durante otros 10-15 minutos o hasta que la calabaza esté tierna.

6) Agrega las lentejas cocidas y las hojas de espinaca frescas a la olla y cocina durante otros 2-3 minutos, revolviendo suavemente hasta que las espinacas se hayan marchitado.

7) Sazonar con sal y pimienta negra al gusto.

8) Sirve el curry de lentejas con calabaza y espinacas con un poco de jugo de limón y cilantro frescos picado por encima.

Tiempo de preparación: 45 minutos

Porciones: 4

Arroz integral con curry de verduras

Ingredientes:

• 2 tazas de arroz integral

• 4 tazas de agua

• 1 cebolla picada

• 2 dientes de ajo picados

• 1 cucharada de jengibre fresco rallado

• 2 zanahorias peladas y cortadas en cubos pequeños

• 1 calabacín cortado en cubos pequeños

• 1 pimiento rojo cortado en cubos pequeños

• 1 cucharada de curry en polvo

- 1/2 cucharadita de comino en polvo

- 1/2 cucharadita de cúrcuma en polvo

- 1/4 cucharadita de canela en polvo

- Sal y pimienta al gusto

- Aceite de oliva

Para decorar:

- Cilantro fresco picado

- Almendras fileteadas

Instrucciones:

1) Enjuaga el arroz integral y colócalo en una olla con el agua. Lleva a ebullición, reduce el fuego y cocina tapado durante 45-50 minutos, hasta que el agua se haya absorbido por completo y el arroz esté tierno. Retira del fuego y deja reposar durante 10 minutos.

2) Mientras tanto, calienta una sartén grande a fuego medio-alto. Agrega un poco de aceite de oliva y saltea la cebolla, el ajo y el jengibre durante 2-3 minutos hasta que estén dorados y fragantes.

3) Agrega las zanahorias, el calabacín y el pimiento rojo a la sartén y saltea durante unos 5 minutos, hasta que estén tiernos.

4) Agrega el curry en polvo, el comino, la cúrcuma, la canela, la sal y la pimienta a la sartén y mezcla bien con las verduras.

5) Agrega 1/2 taza de agua a la sartén y deja cocinar a fuego lento durante 10-15 minutos, hasta que las verduras estén tiernas y la salsa haya espesado ligeramente.

6) Sirve el arroz integral en platos individuales y agrega la mezcla de verduras por encima. Decora con cilantro fresco picado y almendras fileteadas.

Tiempo de preparación: 15 minutos.

Tiempo de cocción: 1 hora.

Porciones: 4 personas.

Sopa de lentejas y vegetales

Ingredientes:

- 1 taza de lentejas secas

- 1 cebolla picada

- 2 dientes de ajo picados

- 2 zanahorias peladas y cortadas en cubitos

- 2 tallos de apio picados

- 1 pimiento rojo cortado en cubitos

- 4 tazas de caldo de verduras

- 1 cucharadita de comino molido

- 1 cucharadita de paprika

- Sal y pimienta al gusto

- Aceite de oliva

- Jugo de limón

- Cilantro fresco picado

Instrucciones:

1) Enjuaga las lentejas y remójalas en agua durante al menos 1 hora.

2) En una olla grande, calienta un poco de aceite de oliva a fuego medio. Agrega la cebolla y el ajo, y cocina por unos minutos hasta que estén suaves.

3) Agrega las zanahorias, el apio y el pimiento rojo, y cocina por unos minutos más hasta que estén suaves.

4) Agrega las lentejas escurridas, el caldo de verduras, el comino y la paprika. Mezcla todo bien y lleva a ebullición.

5) Reduce el fuego y deja cocinar a fuego lento hasta que las lentejas estén suaves, aproximadamente de 30 a 40 minutos.

6) Agrega sal y pimienta al gusto.

7) Sirve caliente y agrega un chorrito de jugo de limón y cilantro fresco picado antes de servir.

Tiempo de preparación: Aproximadamente 1 hora y 15 minutos (incluyendo el remojo de las lentejas)

Porciones: 4

Sopa de tomate y albahaca

Ingredientes:

• 2 cucharadas de aceite de oliva

• 1 cebolla picada

• 3 dientes de ajo picados

• 4 tazas de tomates frescos pelados y picados

• 4 tazas de caldo de pollo o vegetales

• 1/2 taza de hojas de albahaca fresca

• 1 cucharada de azúcar morena

• Sal y pimienta al gusto

Instrucciones:

1) Calienta el aceite de oliva en una olla grande a fuego medio-alto. Agrega la cebolla y el ajo y saltea hasta que estén dorados y fragantes, alrededor de 5 minutos.

2) Agrega los tomates picados a la olla y saltea durante otros 5 minutos.

3) Agrega el caldo de pollo o vegetales a la olla y lleva la sopa a ebullición. Reduce el fuego y deja que la sopa hierva a fuego lento durante unos 20-25 minutos.

4) Agrega las hojas de albahaca y el azúcar morena a la sopa. Revuelve bien y cocina por otros 5 minutos.

5) Retira la sopa del fuego y deja que se enfríe un poco. Luego, licua la sopa en una licuadora o procesador de alimentos hasta que quede suave y cremosa.

6) Vuelve a calentar la sopa a fuego medio y sazonar con sal y pimienta al gusto.

Sirve caliente con hojas de albahaca fresca y crutones de pan si lo deseas.

Tiempo de preparación: 45 minutos

Porciones: 4 personas

Ensalada de remolacha y quinua

Ingredientes:

- 2 tazas de quinua cocida

- 2 remolachas medianas cocidas y picadas

- 1/2 taza de nueces picadas

- 1/4 taza de aceite de oliva

- 2 cucharadas de vinagre balsámico

- 1 cucharadita de miel

- Sal y pimienta al gusto

- Hojas de lechuga para decorar

Instrucciones:

1) En un tazón grande, mezcla la quinua cocida, las remolachas y las nueces picadas.

2) En otro tazón pequeño, mezcla el aceite de oliva, el vinagre balsámico, la miel, la sal y la pimienta hasta que estén bien combinados.

3) Vierte el aderezo sobre la mezcla de quinua y remolacha y mezcla bien.

4) Sirve en platos para ensalada decorados con hojas de lechuga.

Tiempo de preparación: Aproximadamente 20-25 minutos si la quinua y las remolachas ya están cocidas.

Porciones: 4 personas

Salmón al horno con costra de nueces

Ingredientes:

- 4 filetes de salmón

- 1 taza de nueces picadas

- 1/4 taza de pan rallado

- 2 cucharadas de aceite de oliva

- 2 cucharadas de mostaza Dijon

- 2 cucharadas de miel

- 2 cucharadas de jugo de limón

- Sal y pimienta al gusto

Para servir:

- Rodajas de limón

Instrucciones:

1) Precalentar el horno a 200°C.

2) Mezclar las nueces picadas y el pan rallado en un tazón.

3) En otro tazón, mezclar el aceite de oliva, la mostaza Dijon, la miel y el jugo de limón.

4) Sazonar los filetes de salmón con sal y pimienta al gusto.

5) Colocar los filetes de salmón en una bandeja para hornear.

6) Untar la mezcla de mostaza sobre los filetes de salmón.

7) Cubrir los filetes de salmón con la mezcla de nueces y pan rallado.

8) Hornear durante 12-15 minutos, o hasta que el salmón esté cocido y la costra de nueces esté dorada.

9) Servir con rodajas de limón.

Tiempo de preparación: 15 minutos

Tiempo de cocción: 15 minutos

Porciones: 4 personas

Pollo al horno con cúrcuma y limón

Ingredientes:

- 4 pechugas de pollo deshuesadas y sin piel

- 2 cucharadas de aceite de oliva

- 1 cucharadita de cúrcuma

- 1/2 cucharadita de comino molido

- 1/2 cucharadita de pimentón ahumado

- 1/4 cucharadita de canela molida

- Sal y pimienta negra molida, al gusto

- 2 limones, uno para el jugo y otro para cortar en rodajas finas

- 4 dientes de ajo, pelados y machacados

- 1 cebolla roja grande, cortada en rodajas finas

Instrucciones:

1) Precalienta el horno a 200°C.

2) En un tazón pequeño, mezcla el aceite de oliva, la cúrcuma, el comino, el pimentón ahumado, la canela, sal y pimienta al gusto. Agrega el jugo de un limón y mezcla bien.

3) Coloca las pechugas de pollo en una bandeja para hornear y úntalas con la mezcla de especias.

4) Coloca las rodajas de limón, los dientes de ajo machacados y las rodajas de cebolla sobre el pollo.

5) Hornea el pollo durante 25-30 minutos, o hasta que esté completamente cocido.

6) Sirve el pollo con las rodajas de limón y cebolla asadas por encima.

Tiempo de preparación: 10 minutos

Tiempo de cocción: 25-30 minutos

Porciones: 4 personas.

Ensalada de salmón ahumado con aguacate y pepino

Ingredientes:

• 4 tazas de lechuga romana picada

• 1 pepino grande, pelado y cortado en cubos

• 1 aguacate maduro, pelado y cortado en cubos

• 1/2 cebolla roja picada

• 4 onzas de salmón ahumado, desmenuzado

• 2 cucharadas de jugo de limón fresco

• 2 cucharadas de aceite de oliva

• Sal y pimienta al gusto

Instrucciones:

1) En un tazón grande, combina la lechuga, el pepino, el aguacate y la cebolla roja. Mezcla bien.

2) Agrega el salmón ahumado desmenuzado y mezcla suavemente.

3) En un tazón pequeño, mezcla el jugo de limón, el aceite de oliva, la sal y la pimienta.

4) Vierte la mezcla de limón sobre la ensalada y mezcla bien.

5) Sirve la ensalada de salmón ahumado con aguacate y pepino y disfruta.

Tiempo de preparación: 15 minutos.

Porciones: 4 personas

Tofu salteado con verduras y jengibre

Ingredientes:

• 400g de tofu firme

- 2 cucharadas de aceite de oliva

- 1 cebolla picada

- 3 dientes de ajo picados

- 1 cucharada de jengibre fresco rallado

- 1 pimiento rojo en tiras

- 1 pimiento verde en tiras

- 1 taza de champiñones laminados

- 1 zanahoria en tiras finas

- 2 cucharadas de salsa de soja

- 1 cucharadita de azúcar moreno

- Sal y pimienta al gusto

- Cebollino picado para decorar

Instrucciones:

1) Corta el tofu en cubos de tamaño mediano y sécalos con una toalla de papel. Reserva.

2) En una sartén grande o wok, calienta el aceite de oliva a fuego medio-alto.

3) Agrega la cebolla, el ajo y el jengibre, y saltea hasta que estén dorados.

4) Añade los pimientos, los champiñones y la zanahoria, y continúa salteando por unos minutos hasta que las verduras estén cocidas, pero aún crujientes.

5) Agrega el tofu a la sartén y mezcla bien con las verduras.

6) En un tazón pequeño, mezcla la salsa de soja, el azúcar moreno, la sal y la pimienta.

7) Vierte la mezcla de salsa de soja sobre el tofu y las verduras y revuelve hasta que todo esté bien cubierto.

8) Continúa cocinando a fuego medio-alto por unos minutos más, hasta que el tofu esté dorado y las verduras estén tiernas, pero aún crujientes.

9) Sirve caliente y decora con cebollino picado.

Tiempo de preparación: 20 minutos.

Porciones: 4 personas.

Hamburguesas de salmón con ensalada de pepino y menta

Ingredientes:

• 500 gramos de filete de salmón sin piel ni espinas

• 1/4 taza de pan rallado

• 1 huevo batido

• 1/4 taza de cebolla picada

• 2 cucharadas de mostaza Dijon

• 2 cucharadas de perejil fresco picado

• 1 cucharada de ralladura de limón

• 1/2 cucharadita de sal

• 1/4 cucharadita de pimienta negra molida

• 4 panes para hamburguesa

• 1/2 taza de yogur griego

• 1/4 taza de pepino picado

• 1/4 taza de hojas de menta picadas

• 1/2 cucharadita de sal

• 1/4 cucharadita de pimienta negra molida

Instrucciones:

1) Precalentar el horno a 200°C.

2) Cortar el salmón en trozos pequeños y colocar en un procesador de alimentos. Triturar hasta que esté picado en trozos pequeños, pero no completamente molido.

3) En un tazón grande, combinar el salmón picado con el pan rallado, huevo batido, cebolla picada, mostaza Dijon, perejil fresco picado, ralladura de limón, sal y pimienta negra molida. Mezclar bien.

4) Formar cuatro hamburguesas con la mezcla de salmón.

5) Calentar una sartén grande a fuego medio-alto. Agregar las hamburguesas de salmón y cocinar durante 2-3 minutos por cada lado o hasta que estén doradas.

6) Transferir las hamburguesas de salmón a una bandeja para hornear y colocar en el horno precalentado. Cocinar durante 8-10 minutos o hasta que estén completamente cocidas.

7) Mientras tanto, en un tazón pequeño, mezclar el yogur griego, pepino picado, hojas de menta picadas, sal y pimienta negra molida para hacer la ensalada.

8) Una vez que las hamburguesas de salmón estén listas, retirar del horno y dejar reposar durante 5 minutos.

9) Colocar las hamburguesas de salmón en los panes para hamburguesa y servir con la ensalada de pepino y menta.

Tiempo de preparación: 20 minutos

Tiempo de cocción: 15 minutos

Porciones: 4 personas.

Ensalada de lentejas y arroz integral

Ingredientes:

- 1 taza de arroz integral cocido

- 1 taza de lentejas cocidas

- 1 pimiento rojo cortado en cubos pequeños

- 1 cebolla morada cortada en cubos pequeños

- 2 zanahorias medianas cortadas en cubos pequeños

- 1/2 taza de maíz dulce

- 1/4 taza de aceite de oliva

- 2 cucharadas de vinagre de vino tinto

- 1 cucharadita de mostaza dijon

- 1 diente de ajo picado

- Sal y pimienta al gusto

- Hojas de lechuga o espinacas para servir

Instrucciones:

1) Cocina el arroz integral y las lentejas por separado, siguiendo las instrucciones del paquete. Una vez cocidos, colócalos en un tazón grande y mezcla bien.

2) Agrega el pimiento rojo, la cebolla morada, las zanahorias y el maíz a la mezcla de arroz y lentejas. Revuelve todo para combinar.

3) En un tazón pequeño, mezcla el aceite de oliva, el vinagre de vino tinto, la mostaza dijon y el ajo picado. Bate bien hasta que la mezcla esté suave y uniforme.

4) Vierte la mezcla de aderezo sobre la ensalada de arroz y lentejas y mezcla bien para cubrir todos los ingredientes.

5) Agrega sal y pimienta al gusto y mezcla de nuevo.

6) Sirve la ensalada de lentejas y arroz integral sobre hojas de lechuga o espinacas.

Tiempo de preparación: 30 minutos.

Porciones: 4 personas.

Sopa de miso con setas y tofu

Ingredientes:

- 4 tazas de caldo de verduras

- 1 taza de agua

- 1/2 taza de setas shiitake secas

- 1/2 taza de tofu firme cortado en cubos

- 2 cucharadas de pasta de miso blanco

- 1 cebolla verde picada

- 1 cucharada de aceite de sésamo

- 1 diente de ajo picado

- 1 cucharada de jengibre rallado

- 1 cucharada de salsa de soja

- 1 cucharada de vinagre de arroz

- 1 cucharada de azúcar morena

- 1/4 taza de cilantro picado

- 2 cucharadas de semillas de sésamo tostado

Instrucciones:

1) En un tazón, cubre las setas shiitake con agua caliente y déjalas remojar durante 10-15 minutos.

2) En una olla grande, calienta el aceite de sésamo a fuego medio. Agrega la cebolla verde, el ajo y el jengibre rallado. Cocina por unos minutos hasta que la cebolla verde esté suave.

3) Agrega las setas shiitake (escúrrelas primero) y cocina por unos minutos hasta que estén doradas.

4) Agrega el caldo de verduras y el agua a la olla. Lleva a ebullición, luego reduce el fuego y deja cocinar a fuego lento durante unos 10 minutos.

5) Agrega el tofu cortado en cubos y cocina por otros 5 minutos.

6) En un tazón pequeño, mezcla la pasta de miso con un poco de líquido caliente de la sopa hasta que esté bien combinado. Agrega esta mezcla a la sopa y revuelve bien.

7) Agrega la salsa de soja, el vinagre de arroz y el azúcar morena. Revuelve bien para combinar todo.

8) Sirve la sopa en cuencos y decora con cilantro picado y semillas de sésamo tostado.

Tiempo de preparación: 30 minutos.

Porciones: 4 personas.

Pollo al curry con brócoli y zanahoria

Ingredientes:

- 4 pechugas de pollo deshuesadas y sin piel

- 1 cucharada de aceite vegetal

- 1 cebolla picada

- 2 dientes de ajo picados

- 1 cucharada de jengibre fresco rallado

- 2 cucharadas de curry en polvo

- 1 cucharada de pasta de tomate

- 1 taza de caldo de pollo

- 1 taza de leche de coco

- 1 cabeza de brócoli cortada en floretes

- 2 zanahorias peladas y cortadas en rodajas

- Sal y pimienta al gusto

- Arroz cocido para acompañar

Instrucciones:

1) Precalienta el horno a 200°C.

2) Corta el pollo en cubos pequeños y sazonar con sal y pimienta al gusto.

3) En una sartén grande, calienta el aceite a fuego medio. Agrega el pollo y cocina durante 6-7 minutos hasta que esté dorado por todos los lados.

4) Retira el pollo de la sartén y reserva.

5) En la misma sartén, agrega la cebolla y cocina durante 3-4 minutos hasta que esté dorada. Luego, agrega el ajo y el jengibre rallado y cocina durante 1 minuto más.

6) Agrega el curry en polvo y la pasta de tomate y cocina durante 1 minuto más.

7) Agrega el caldo de pollo y la leche de coco y mezcla bien. Luego, agrega el brócoli y las zanahorias y mezcla bien.

8) Agrega el pollo reservado a la sartén y mezcla bien. Ajusta la sal y la pimienta al gusto.

9) Transfiere la sartén al horno y cocina durante 20-25 minutos hasta que las verduras estén tiernas.

10) Sirve caliente con arroz cocido.

Tiempo de preparación: aproximadamente 30 minutos.

Tiempo de cocción: aproximadamente 25 a 30 minutos.

Porciones: 4 personas.

Tofu a la parrilla con ensalada de zanahoria y pepino

Ingredientes:

• 400g de tofu firme

• 2 cucharadas de aceite de oliva

• 2 cucharaditas de jengibre rallado

• 2 cucharaditas de ajo picado

• 2 cucharaditas de salsa de soja

• 2 zanahorias medianas, peladas y ralladas

• 2 pepinos pequeños, pelados y cortados en tiras finas

• 1/4 taza de vinagre de arroz

• 1 cucharada de miel

• 1 cucharada de aceite de sésamo

• 1 cucharada de semillas de sésamo tostadas

• Sal y pimienta al gusto

Instrucciones:

1) Corta el tofu en trozos delgados y ponlos en un plato hondo.

2) En un tazón pequeño, mezcla el aceite de oliva, el jengibre rallado, el ajo picado y la salsa de soja. Vierte la mezcla sobre el tofu y asegúrate de cubrir bien todos los trozos.

3) Deja marinar el tofu durante 10-15 minutos.

4) Precalienta la parrilla o la sartén a fuego medio-alto.

5) Mientras tanto, en un tazón grande, mezcla las zanahorias ralladas, los pepinos cortados en tiras finas, el vinagre de arroz, la miel y el aceite de sésamo.

6) Agrega sal y pimienta al gusto y mezcla bien.

7) Coloca el tofu marinado en la parrilla o sartén caliente y cocina durante 3-4 minutos por cada lado, o hasta que esté dorado y crujiente.

8) Sirve el tofu a la parrilla con la ensalada de zanahoria y pepino y espolvorea semillas de sésamo tostadas por encima.

Tiempo de preparación: 30 minutos

Porciones: 4 personas.

Ensalada de quinua con aguacate y tomate

Ingredientes:

• 1 taza de quinua

• 2 tazas de agua

• 2 tomates medianos, cortados en cubitos

• 1 aguacate grande, pelado y cortado en cubitos

• 1/2 taza de cebolla roja picada

• 1/4 taza de cilantro fresco picado

- 1/4 taza de jugo de limón fresco

- 2 cucharadas de aceite de oliva

- Sal y pimienta al gusto

Instrucciones:

1) Enjuaga la quinua con agua fría en un colador fino y deja escurrir.

2) Coloca la quinua y 2 tazas de agua en una cacerola y llévala a ebullición a fuego alto. Reduce el fuego a medio-bajo y tapa la cacerola. Cocina la quinua durante 15-20 minutos o hasta que esté tierna y el agua se haya evaporado por completo.

3) Mientras tanto, prepara los ingredientes de la ensalada. Mezcla los tomates, el aguacate, la cebolla roja y el cilantro en un tazón grande.

4) En un tazón pequeño, mezcla el jugo de limón, el aceite de oliva, la sal y la pimienta.

5) Cuando la quinua esté lista, agrégala a la mezcla de la ensalada y revuelve bien.

6) Agrega el aderezo de limón y aceite de oliva y mezcla bien.

7) Sirve la ensalada de quinua con aguacate y tomate en platos individuales y disfruta.

Tiempo de preparación: 25 minutos.

Porciones: 4 personas.

Sopa de col rizada y patata

Ingredientes:

- 1 cebolla grande, picada

- 2 dientes de ajo, picados

- 4 tazas de caldo de pollo o vegetales

- 4 tazas de col rizada, picada

- 2 patatas grandes, peladas y cortadas en cubos

- 1 cucharadita de tomillo seco

- 1 cucharadita de sal

- 1/2 cucharadita de pimienta negra molida

- 2 cucharadas de aceite de oliva

Instrucciones:

1) Calentar el aceite de oliva en una olla grande a fuego medio-alto. Añadir la cebolla y el ajo, y cocinar por 2-3 minutos, o hasta que estén suaves y fragantes.

2) Añadir las patatas a la olla y cocinar por otros 2-3 minutos, o hasta que estén ligeramente doradas.

3) Añadir la col rizada a la olla y mezclar bien. Cocinar por 1-2 minutos, o hasta que la col rizada se ablande un poco.

4) Añadir el caldo de pollo o vegetales a la olla, junto con el tomillo, la sal y la pimienta. Mezclar bien.

5) Llevar la sopa a ebullición, luego reducir el fuego a medio-bajo y dejar cocinar a fuego lento durante 20-25 minutos, o hasta que las patatas estén suaves.

6) Una vez que las patatas estén cocidas, retirar la olla del fuego y dejar enfriar un poco.

7) Usando una licuadora o un procesador de alimentos, mezclar la sopa hasta que quede suave. Si la sopa es demasiado espesa, añadir un poco más de caldo para diluir.

8) Volver a calentar la sopa antes de servir, si es necesario. Se puede servir con un poco de pan crujiente o galletas saladas.

Tiempo de preparación: 15 minutos

Tiempo de cocción: 25 minutos

Porciones: 4 personas.

Salmón a la parrilla con salsa de mango

Ingredientes:

- 4 filetes de salmón de 150 g cada uno

- 2 mangos maduros

- 1 cebolla morada

- 1 chile rojo fresco

- 1 limón

- 1/4 taza de cilantro fresco picado

- Sal y pimienta negra molida

- Aceite de oliva

Instrucciones:

1) Pelar y picar los mangos y la cebolla morada en cubos pequeños. Picar finamente el chile rojo y el cilantro fresco. Mezclar todos los ingredientes en un tazón y exprimir el jugo de medio limón. Salpimentar al gusto y dejar reposar en la nevera.

2) Precalentar la parrilla a fuego medio-alto. Salpimentar los filetes de salmón y cepillarlos con aceite de oliva.

3) Colocar los filetes de salmón en la parrilla con la piel hacia abajo y cocinar durante 4-5 minutos por cada lado, o hasta que estén dorados y cocidos al punto deseado.

4) Servir los filetes de salmón calientes con la salsa de mango por encima. Acompañar con una guarnición de arroz, patatas o verduras al gusto.

Tiempo de preparación: 25 minutos.

Porciones: 4 personas.

Pollo al horno con limón y ajo

Ingredientes:

- 4 pechugas de pollo

- 3 dientes de ajo picados

- 1/4 taza de jugo de limón

- 2 cucharadas de aceite de oliva

- 1 cucharada de orégano seco

- Sal y pimienta al gusto

- Rodajas de limón para decorar

Instrucciones:

1) Precalentar el horno a 200°C.

2) En un tazón pequeño, mezclar el ajo, el jugo de limón, el aceite de oliva y el orégano.

3) Colocar las pechugas de pollo en una bandeja para hornear y sazonar con sal y pimienta al gusto.

4) Verter la mezcla de limón y ajo sobre las pechugas de pollo, asegurándose de que estén bien cubiertas.

5) Hornear durante 25-30 minutos o hasta que el pollo esté cocido por completo.

6) Servir caliente y decorar con rodajas de limón.

Tiempo de preparación: 10 minutos

Tiempo de cocción: 25-30 minutos

Porciones: 4 personas.

Ensalada de col rizada y lentejas

Ingredientes:

- 1/2 taza de lentejas secas

- 1 manojo de col rizada

- 1/2 cebolla roja, picada

- 1/2 taza de zanahoria rallada

- 1/2 taza de queso feta desmenuzado

- 1/4 taza de aceite de oliva

- 2 cucharadas de vinagre de sidra de manzana

- 1 cucharada de miel

- Sal y pimienta al gusto

Instrucciones:

1) Cocine las lentejas según las instrucciones del paquete y reserve.

2) Lave y seque la col rizada, retire las hojas de los tallos y píquelas en trozos pequeños.

3) En un tazón grande, combine la col rizada, la cebolla roja, la zanahoria rallada y el queso feta desmenuzado. Mezcle bien.

4) En otro tazón, mezcle el aceite de oliva, el vinagre de sidra de manzana, la miel, la sal y la pimienta para hacer el aderezo.

5) Agregue las lentejas cocidas a la ensalada y mezcle con el aderezo.

6) Sirva la ensalada inmediatamente o refrigere durante al menos 30 minutos antes de servir para permitir que los sabores se combinen.

Tiempo de preparación: 20 minutos (más tiempo de cocción de las lentejas si es necesario).

Tiempo total: 50 minutos (incluyendo el tiempo de enfriamiento en la nevera).

Porciones: 4 personas.

Tacos de pollo con ensalada de col y cilantro

Ingredientes:

- 1 cucharada de aceite de oliva

- 4 pechugas de pollo deshuesadas y sin piel

- 2 cucharadas de jugo de limón fresco

- 1 cucharada de comino molido

- 1 cucharada de chile en polvo

- 1 cucharada de ajo en polvo

- 1/2 cucharadita de sal

- 1/2 cucharadita de pimienta negra

- 8 tortillas de maíz o harina

- 1/2 cabeza de col morada, rallada

- 1/2 taza de cilantro fresco picado

- 1/4 taza de cebolla roja picada

- 1/4 taza de crema agria (opcional)

Instrucciones:

1) Precalentar el horno a 200°C. En una sartén grande, calentar el aceite de oliva a fuego medio-alto.

2) Mientras tanto, en un tazón mediano, mezclar el jugo de limón, el comino, el chile en polvo, el ajo en polvo, la sal y la pimienta.

3) Cortar el pollo en tiras y agregarlo a la mezcla de especias, asegurándose de que esté bien cubierto.

4) Colocar las tiras de pollo en la sartén caliente y cocinar durante 5-7 minutos por cada lado, hasta que estén doradas y cocidas por completo.

5) Mientras tanto, calentar las tortillas en una sartén o en el microondas.

6) En un tazón grande, mezclar la col rallada, el cilantro y la cebolla roja.

7) Para armar los tacos, colocar una porción de pollo en el centro de cada tortilla caliente. Cubrir con una cucharada de la ensalada de col y cilantro y un poco de crema agria si se desea.

8) Servir inmediatamente y disfrutar.

Tiempo de preparación: 25 minutos

Porciones: 4 personas.

Hamburguesas de salmón con aguacate y salsa de yogur

Ingredientes:

- 500 gramos de salmón fresco sin piel ni espinas

- 1 aguacate maduro

- 1/4 taza de pan rallado

- 1 huevo

- 1/4 cucharadita de sal

- 1/4 cucharadita de pimienta negra molida

- 2 cucharadas de aceite de oliva

- 4 panes para hamburguesa

- 1 taza de lechuga picada

- 1 tomate maduro en rodajas

Para la salsa de yogur:

- 1/2 taza de yogur griego natural

- 1 cucharada de jugo de limón

- 1 diente de ajo picado

- 1/4 cucharadita de sal

- 1/4 cucharadita de pimienta negra molida

Instrucciones:

1) Precalentar el horno a 180°C.

2) Cortar el salmón en trozos y colocar en un procesador de alimentos. Procesar hasta que esté bien picado.

3) Agregar el aguacate, el pan rallado, el huevo, la sal y la pimienta. Procesar de nuevo hasta que la mezcla esté homogénea.

4) Dividir la mezcla de salmón en 4 porciones y formar hamburguesas.

5) Calentar el aceite de oliva en una sartén grande a fuego medio-alto. Agregar las hamburguesas de salmón y cocinar durante 3-4 minutos de cada lado o hasta que estén doradas.

6) Transferir las hamburguesas de salmón a una bandeja para hornear y hornear durante 8-10 minutos o hasta que estén cocidas.

7) Para hacer la salsa de yogur, mezclar el yogur, el jugo de limón, el ajo, la sal y la pimienta en un tazón pequeño.

8) Colocar una hamburguesa de salmón en cada pan para hamburguesa y cubrir con lechuga, tomate y la salsa de yogur. ¡Servir y disfrutar!

Tiempo de preparación: 30 minutos.

Tiempo de cocción: 15 minutos.

Porciones: 4 personas.

Sopa de calabaza y jengibre

Ingredientes:

- 1 kg de calabaza

- 1 cebolla picada

- 2 dientes de ajo picados

- 1 trozo de jengibre fresco de unos 3 cm pelado y picado finamente

- 4 tazas de caldo de verduras

- 1/2 taza de leche de coco

- Sal y pimienta negra molida

- Aceite de oliva

- Semillas de calabaza para decorar (opcional)

Instrucciones:

1) Pelar y cortar la calabaza en trozos pequeños. Reservar.

2) Calentar una cucharada de aceite de oliva en una olla grande a fuego medio. Agregar la cebolla y el ajo y cocinar por unos minutos hasta que estén suaves.

3) Agregar el jengibre picado y la calabaza en trozos a la olla. Cocinar por unos minutos más.

4) Agregar el caldo de verduras a la olla. Llevar a ebullición, reducir el fuego a medio-bajo y dejar cocinar hasta que la calabaza esté tierna.

5) Retirar la sopa del fuego y utilizar una batidora de mano para hacer un puré hasta que esté suave.

6) Agregar la leche de coco y mezclar bien.

7) Regresar la sopa a la olla y calentar a fuego medio-bajo.

8) Ajustar el sabor con sal y pimienta.

9) Servir caliente y decorar con semillas de calabaza si lo deseas.

Tiempo de preparación: 15 minutos.

Tiempo de cocción: 30-40 minutos.

Porciones: 4 personas.

Ensalada de lentejas con aguacate y pepino

Ingredientes:

• 1 taza de lentejas cocidas

• 1 aguacate maduro, cortado en cubitos

• 1 pepino mediano, pelado y cortado en rodajas

• 1 tomate mediano, cortado en cubitos

• 1/4 de cebolla roja, finamente picada

• Jugo de 1 limón

• 2 cucharadas de aceite de oliva

• Sal y pimienta al gusto

• Hojas de cilantro fresco (opcional, para decorar)

Instrucciones:

1) En un tazón grande, combina las lentejas cocidas, el aguacate, el pepino, el tomate y la cebolla roja.

2) En otro recipiente pequeño, mezcla el jugo de limón, el aceite de oliva, la sal y la pimienta. Bate bien para emulsionar los ingredientes.

3) Vierte la mezcla de aderezo sobre la ensalada de lentejas y revuelve suavemente para combinar todos los ingredientes.

4) Decora con hojas de cilantro fresco, si lo deseas.

5) Sirve la ensalada de lentejas de inmediato o refrigérala durante un tiempo para servirla fría.

Tiempo de preparación: Aproximadamente 15 minutos.

Porciones: 4 personas.

Salmón al horno con costra de mostaza y miel

Ingredientes:

- 4 filetes de salmón (150-200 gramos cada uno)

- 2 cucharadas de mostaza Dijon

- 2 cucharadas de miel

- 2 cucharadas de aceite de oliva

- Jugo de 1 limón

- Sal y pimienta al gusto

- Perejil fresco picado (opcional, para decorar)

Instrucciones:

1) Precalienta el horno a 200°C (400°F) y forra una bandeja para hornear con papel de aluminio o papel para hornear.

2) En un recipiente pequeño, mezcla la mostaza Dijon, la miel, el aceite de oliva, el jugo de limón, la sal y la pimienta. Mezcla bien todos los ingredientes hasta obtener una salsa homogénea.

3) Coloca los filetes de salmón en la bandeja para hornear preparada y vierte la salsa de mostaza y miel sobre cada uno, asegurándote de cubrirlos completamente.

4) Hornea el salmón durante aproximadamente 12-15 minutos, o hasta que esté cocido y se desmenuce fácilmente con un tenedor.

5) Retira el salmón del horno y decora con perejil fresco picado, si lo deseas.

6) Sirve el salmón al horno con costra de mostaza y miel caliente y acompáñalo con una guarnición de tu elección, como vegetales al vapor o ensalada.

Tiempo de preparación: Aproximadamente 20 minutos.

Porciones: 4 personas.

Pollo a la parrilla con salsa de yogur y pepino

Ingredientes:

- 4 pechugas de pollo deshuesadas y sin piel

- 1/2 taza de yogur natural sin azúcar

- 1/2 pepino mediano, pelado y rallado

- 2 dientes de ajo, picados

- Jugo de 1 limón

- 2 cucharadas de aceite de oliva

- 1 cucharadita de comino molido

- Sal y pimienta al gusto

- Hojas de menta fresca (opcional, para decorar)

Instrucciones:

1) En un tazón, mezcla el yogur, el pepino rallado, el ajo, el jugo de limón, el aceite de oliva, el comino, la sal y la pimienta. Mezcla bien todos los ingredientes para obtener la salsa de yogur y pepino. Reserva en el refrigerador.

2) Precalienta la parrilla a fuego medio-alto.

3) Sazonar las pechugas de pollo con sal y pimienta al gusto.

4) Coloca las pechugas de pollo en la parrilla caliente y cocínalas durante aproximadamente 6-8 minutos por cada lado, o hasta que estén bien cocidas y alcancen una temperatura interna de 75°C (165°F).

5) Retira el pollo de la parrilla y déjalo reposar durante unos minutos.

6) Sirve las pechugas de pollo a la parrilla con la salsa de yogur y pepino por encima. Puedes decorar con hojas de menta fresca si lo deseas.

7) Acompaña el pollo con una guarnición de tu elección, como ensalada verde o arroz integral.

Tiempo de preparación: Aproximadamente 25 minutos.

Porciones: 4 personas.

Ensalada de quinua con tomate y cilantro

Ingredientes:

• 1 taza de quinua

• 2 tazas de agua

• 2 tomates medianos, cortados en cubitos

• 1/2 cebolla roja, finamente picada

• 1 manojo de cilantro fresco, picado

• Jugo de 1 limón

• 2 cucharadas de aceite de oliva

• Sal y pimienta al gusto

• Hojas de lechuga (opcional, para servir)

Instrucciones:

1) Enjuaga la quinua bajo agua fría para eliminar cualquier residuo amargo. Luego, colócala en una cacerola con 2 tazas de agua y lleva a ebullición.

2) Reduce el fuego a bajo, tapa la cacerola y cocina la quinua durante aproximadamente 15 minutos, o hasta que esté tierna y haya absorbido todo el líquido. Retira del fuego y deja reposar durante unos minutos.

3) En un tazón grande, combina la quinua cocida, los tomates cortados en cubitos, la cebolla roja picada y el cilantro fresco.

4) En otro recipiente pequeño, mezcla el jugo de limón, el aceite de oliva, la sal y la pimienta. Bate bien para emulsionar los ingredientes y luego vierte la mezcla sobre la ensalada de quinua. Mezcla suavemente para combinar todos los ingredientes.

5) Opcionalmente, puedes servir la ensalada de quinua sobre hojas de lechuga para una presentación más atractiva.

6) Sirve la ensalada de quinua con tomate y cilantro de inmediato o refrigérala durante un tiempo para servirla fría.

Tiempo de preparación: Aproximadamente 25 minutos.

Porciones: 4 personas.

Sopa de pescado con verduras

Ingredientes:

• 500 gramos de filetes de pescado blanco (como merluza o lenguado), cortados en trozos

• 1 cebolla, picada

• 2 zanahorias, cortadas en rodajas

• 2 tallos de apio, cortados en trozos

• 1 pimiento rojo, cortado en trozos

• 2 dientes de ajo, picados

• 1 lata (400 gramos) de tomates pelados, picados

• 4 tazas de caldo de pescado o caldo de verduras

• 1 cucharadita de cúrcuma en polvo

• 1 cucharadita de comino molido

- Sal y pimienta al gusto

- Aceite de oliva para cocinar

- Hojas de perejil fresco (opcional, para decorar)

Instrucciones:

1) En una olla grande, calienta un poco de aceite de oliva a fuego medio. Agrega la cebolla, las zanahorias, el apio, el pimiento rojo y el ajo. Cocina hasta que las verduras estén tiernas, aproximadamente 5 minutos.

2) Agrega los tomates picados a la olla y cocina por otros 2 minutos.

3) Añade el caldo de pescado o caldo de verduras a la olla. Luego, agrega la cúrcuma, el comino, la sal y la pimienta. Mezcla bien.

4) Lleva la sopa a ebullición y reduce el fuego a bajo. Cocina a fuego lento durante unos 15 minutos para que los sabores se mezclen.

5) Añade los trozos de pescado a la olla y cocina durante aproximadamente 5 minutos, o hasta que el pescado esté cocido y se desmenuce fácilmente.

6) Retira la olla del fuego y deja reposar la sopa por unos minutos.

7) Sirve la sopa de pescado con verduras caliente y decora con hojas de perejil fresco si lo deseas.

Tiempo de preparación: Aproximadamente 30 minutos.

Porciones: 4 personas.

Curry de garbanzos con espinacas y tomate

Ingredientes:

- 2 latas (400 gramos cada una) de garbanzos, enjuagados y escurridos

- 2 tazas de espinacas frescas

- 1 cebolla, picada

- 2 dientes de ajo, picados

- 1 pimiento rojo, cortado en trozos

- 1 lata (400 gramos) de tomates pelados, picados

• 1 lata (400 ml) de leche de coco

• 2 cucharadas de pasta de curry (puedes ajustar la cantidad según tu preferencia de picante)

• 1 cucharadita de cúrcuma en polvo

• 1 cucharadita de comino molido

• Sal y pimienta al gusto

• Aceite de oliva para cocinar

• Arroz integral o quinua cocida (opcional, para servir)

Instrucciones:

1) En una olla grande, calienta un poco de aceite de oliva a fuego medio. Agrega la cebolla y el ajo, y cocina hasta que estén dorados y fragantes, aproximadamente 5 minutos.

2) Añade el pimiento rojo a la olla y cocina por otros 2 minutos.

3) Agrega la pasta de curry, la cúrcuma y el comino a la olla, y revuelve para que las especias se mezclen con las verduras.

4) Incorpora los tomates picados y cocina por unos minutos más.

5) Agrega los garbanzos escurridos a la olla, seguidos de la leche de coco. Mezcla bien todos los ingredientes y lleva a ebullición.

6) Reduce el fuego a bajo y deja cocinar el curry durante unos 15-20 minutos, para que los sabores se mezclen y los garbanzos se calienten por completo.

7) Agrega las espinacas frescas a la olla y cocina hasta que se marchiten, aproximadamente 5 minutos.

8) Prueba el curry y ajusta la sazón con sal y pimienta según sea necesario.

9) Sirve el curry de garbanzos con espinacas y tomate caliente, acompañado de arroz integral o quinua cocida si lo deseas.

Tiempo de preparación: Aproximadamente 40 minutos.

Porciones: 4 personas.

Pollo al curry con leche de coco y pimientos

Ingredientes:

- 500 gramos de pechugas de pollo, cortadas en trozos

- 1 cebolla, picada

- 2 dientes de ajo, picados

- 1 pimiento rojo, cortado en trozos

- 1 pimiento verde, cortado en trozos

- 1 lata (400 ml) de leche de coco

- 2 cucharadas de pasta de curry

- 1 cucharadita de cúrcuma en polvo

- 1 cucharadita de comino molido

- Sal y pimienta al gusto

- Aceite de oliva para cocinar

- Hojas de cilantro fresco (opcional, para decorar)

- Arroz integral o quinua cocida (opcional, para servir)

Instrucciones:

1) En una sartén grande, calienta un poco de aceite de oliva a fuego medio. Agrega la cebolla y el ajo, y cocina hasta que estén dorados y fragantes, aproximadamente 5 minutos.

2) Añade los trozos de pollo a la sartén y cocínalos hasta que estén dorados por todos los lados.

3) Agrega los pimientos cortados a la sartén y cocina por unos minutos más.

4) En un tazón aparte, mezcla la pasta de curry, la cúrcuma y el comino. Añade esta mezcla a la sartén y revuelve para que las especias se distribuyan por toda la preparación.

5) Vierte la leche de coco en la sartén y mezcla bien todos los ingredientes. Lleva la mezcla a ebullición y luego reduce el fuego a medio-bajo.

6) Cocina el pollo al curry durante unos 15-20 minutos, o hasta que el pollo esté bien cocido y tierno. Remueve ocasionalmente para asegurarte de que no se pegue en el fondo de la sartén.

7) Prueba el curry y ajusta la sazón con sal y pimienta según sea necesario.

8) Sirve el pollo al curry con leche de coco y pimientos caliente, acompañado de arroz integral o quinua cocida si lo deseas. Decora con hojas de cilantro fresco si lo prefieres.

Tiempo de preparación: Aproximadamente 30 minutos.

Porciones: 4 personas.

Tofu a la parrilla con salsa de cacahuate

Ingredientes:

• 400 gramos de tofu firme, cortado en filetes

• 1/4 taza de salsa de soja baja en sodio

• 2 cucharadas de aceite de sésamo

• 2 cucharadas de salsa de cacahuate natural

• 2 cucharadas de jugo de limón

• 1 cucharada de miel o jarabe de agave (opcional, para endulzar)

• 2 dientes de ajo, picados

• 1 cucharadita de jengibre fresco rallado

• 2 cebolletas, picadas

• Semillas de sésamo tostadas (opcional, para decorar)

• Hojas de cilantro fresco (opcional, para decorar)

Instrucciones:

1) En un tazón pequeño, mezcla la salsa de soja, el aceite de sésamo, la salsa de cacahuate, el jugo de limón, el ajo picado, el jengibre rallado y la miel o jarabe de agave (si lo deseas). Esta mezcla será la marinada y la salsa para el tofu.

2) Coloca los filetes de tofu en un recipiente poco profundo y vierte la marinada sobre ellos. Asegúrate de que los filetes estén bien cubiertos con la marinada. Deja marinar durante al menos 15 minutos para que absorban los sabores.

3) Calienta una parrilla o sartén a fuego medio-alto. Retira los filetes de tofu de la marinada y reserva la marinada para la salsa.

4) Cocina los filetes de tofu en la parrilla o sartén caliente durante unos 4-5 minutos por cada lado, o hasta que estén dorados y crujientes.

5) Mientras el tofu se cocina, puedes preparar la salsa. En una sartén pequeña, vierte la marinada reservada y caliéntala a fuego medio-bajo. Cocina la salsa durante unos minutos, revolviendo ocasionalmente, hasta que espese ligeramente.

6) Sirve los filetes de tofu a la parrilla con la salsa de cacahuate caliente. Espolvorea semillas de sésamo tostadas y hojas de cilantro fresco por encima si lo deseas.

Tiempo de preparación: Aproximadamente 30 minutos (incluyendo tiempo de marinado).

Porciones: 4 personas

Ensalada de espinacas con fresas y nueces

Ingredientes:

• 8 tazas de espinacas frescas

• 1 taza de fresas, lavadas y cortadas en rodajas

• 1/2 taza de nueces picadas

• 1/4 taza de queso feta desmenuzado (opcional)

• 2 cucharadas de aceite de oliva

• 2 cucharadas de vinagre balsámico

• 1 cucharada de miel o jarabe de agave (opcional, para endulzar)

• Sal y pimienta al gusto

Instrucciones:

1) En un tazón grande, combina las espinacas, las fresas en rodajas, las nueces picadas y el queso feta desmenuzado (si lo deseas).

2) En otro recipiente más pequeño, mezcla el aceite de oliva, el vinagre balsámico y la miel o jarabe de agave (si lo deseas) para hacer el aderezo.

3) Vierte el aderezo sobre la ensalada y mezcla suavemente para asegurarte de que todos los ingredientes estén bien cubiertos.

4) Sazonar la ensalada con sal y pimienta al gusto.

5) Sirve la ensalada de espinacas con fresas y nueces inmediatamente y disfruta de su frescura y sabor.

Tiempo de preparación: Aproximadamente 10 minutos.

Porciones: 4 personas

Salmón al horno con salsa de eneldo

Ingredientes:

• 4 filetes de salmón (de aproximadamente 150 gramos cada uno)

• Sal y pimienta al gusto

• 2 cucharadas de aceite de oliva

• 2 cucharadas de eneldo fresco picado

Para la salsa de eneldo:

• 1 taza de yogur griego

• 2 cucharadas de eneldo fresco picado

• 1 diente de ajo picado

• Zumo de medio limón

• Sal y pimienta al gusto

Instrucciones:

1) Precalienta el horno a 200°C (400°F) y prepara una bandeja para hornear forrada con papel de aluminio.

2) Lava los filetes de salmón y sécalos con papel de cocina. Colócalos en la bandeja para hornear y sazónalos con sal y pimienta al gusto.

3) En un recipiente aparte, mezcla el aceite de oliva y el eneldo fresco picado. Vierte esta mezcla sobre los filetes de salmón, asegurándote de cubrirlos por completo.

4) Hornea el salmón en el horno precalentado durante aproximadamente 15-18 minutos, o hasta que esté cocido y se desmenuce fácilmente con un tenedor.

5) Mientras el salmón se hornea, prepara la salsa de eneldo. En un tazón, mezcla el yogur griego, el eneldo fresco picado, el ajo picado y el zumo de limón. Remueve bien todos los ingredientes hasta obtener una salsa homogénea. Sazonar con sal y pimienta al gusto.

6) Una vez que el salmón esté listo, sírvelo caliente acompañado de la salsa de eneldo. Puedes agregar una guarnición de ensalada o verduras al lado si lo deseas.

Tiempo de preparación: 25 minutos

Porciones: 4 personas

Ensalada de garbanzos y pepino

Ingredientes:

- 2 tazas de garbanzos cocidos

- 1 pepino grande, cortado en cubitos

- 1 tomate grande, cortado en cubitos

- 1/2 cebolla roja, finamente picada

- 1 pimiento rojo, cortado en cubitos

- 1/4 de taza de aceitunas negras sin hueso, cortadas en rodajas

- 1/4 de taza de perejil fresco picado

- 2 cucharadas de aceite de oliva

• Jugo de 1 limón

• Sal y pimienta al gusto

Instrucciones:

1) En un tazón grande, combina los garbanzos cocidos, el pepino, el tomate, la cebolla roja, el pimiento rojo, las aceitunas negras y el perejil fresco picado.

2) En otro recipiente pequeño, mezcla el aceite de oliva, el jugo de limón, la sal y la pimienta. Remueve bien para combinar los ingredientes y formar el aderezo.

3) Vierte el aderezo sobre la ensalada de garbanzos y pepino y mezcla suavemente para asegurarte de que todos los ingredientes estén bien cubiertos.

4) Deja reposar la ensalada en el refrigerador durante al menos 30 minutos antes de servir, para que los sabores se mezclen.

5) Sirve la Ensalada de garbanzos y pepino antiinflamatoria fría y disfrútala como plato principal o como guarnición.

Tiempo de preparación: 15 minutos

Porciones: 4 personas

Tacos de pollo con salsa de mango y cilantro

Ingredientes:

• 4 tortillas de maíz o harina de trigo

• 2 pechugas de pollo deshuesadas y sin piel, cortadas en tiras

• 1 mango maduro, pelado y cortado en cubitos

• 1/2 cebolla morada, picada

• 1/4 de taza de cilantro fresco picado

• Jugo de 1 lima

• 2 cucharadas de aceite de oliva

• Sal y pimienta al gusto

Instrucciones:

1) En una sartén grande, calienta el aceite de oliva a fuego medio-alto. Agrega las tiras de pollo y sazónalas con sal y pimienta al gusto. Cocina el pollo durante aproximadamente 8-10 minutos, o hasta que esté bien cocido y dorado. Retira del fuego y reserva.

2) En un tazón, mezcla los cubitos de mango, la cebolla morada picada, el cilantro fresco picado y el jugo de lima. Remueve bien para combinar todos los ingredientes y formar la salsa de mango y cilantro. Sazonar con sal y pimienta al gusto.

3) Calienta las tortillas en una sartén o en el microondas hasta que estén calientes y flexibles.

4) Rellena cada tortilla con las tiras de pollo cocido y agrega una cucharada de la salsa de mango y cilantro encima.

5) Dobla las tortillas para formar los tacos y sírvelos calientes.

Tiempo de preparación: 25 minutos

Porciones: 4 personas

Sopa de tomate y pimiento

Ingredientes:

- 4 tomates grandes, pelados y cortados en trozos

- 2 pimientos rojos grandes, asados y pelados

- 1 cebolla grande, picada

- 2 dientes de ajo, picados

- 4 tazas de caldo de verduras

- 2 cucharadas de aceite de oliva

- 1 cucharadita de comino molido

- 1 cucharadita de paprika

- Sal y pimienta al gusto

• Hojas de albahaca fresca para decorar (opcional)

Instrucciones:

1) En una olla grande, calienta el aceite de oliva a fuego medio. Agrega la cebolla picada y el ajo, y cocínalos hasta que estén tiernos y ligeramente dorados.

2) Agrega los tomates troceados y los pimientos rojos asados a la olla. Cocina durante unos minutos hasta que los ingredientes estén bien mezclados y se ablanden.

3) Añade el caldo de verduras a la olla y lleva la mezcla a ebullición. Reduce el fuego y deja que la sopa hierva a fuego lento durante unos 15-20 minutos para que los sabores se mezclen.

4) Retira la olla del fuego y deja que la sopa se enfríe un poco. Luego, utiliza una licuadora o una batidora de mano para triturar la sopa hasta obtener una textura suave y cremosa. Si prefieres una textura más gruesa, puedes dejar algunos trozos sin triturar.

5) Vuelve a colocar la sopa en la olla y caliéntala a fuego medio. Añade el comino molido, la paprika, la sal y la pimienta al gusto. Remueve bien para incorporar los condimentos.

6) Una vez que la sopa esté caliente, sirve en tazones individuales y decora con hojas de albahaca fresca si lo deseas.

Tiempo de preparación: 30 minutos

Porciones: 4 personas

Ensalada de quinua con aguacate y naranja

Ingredientes:

• 1 taza de quinua, enjuagada

• 2 tazas de agua

• 2 aguacates maduros, cortados en cubitos

• 2 naranjas, peladas y separadas en gajos

- 1/2 cebolla roja, finamente picada

- 1/4 de taza de cilantro fresco picado

- Jugo de 1 limón

- 2 cucharadas de aceite de oliva

- Sal y pimienta al gusto

Instrucciones:

1) En una olla mediana, lleva el agua a ebullición. Agrega la quinua y reduce el fuego a bajo. Cocina la quinua tapada durante aproximadamente 15 minutos, o hasta que esté tierna y haya absorbido todo el líquido. Retira del fuego y deja reposar tapada durante otros 5 minutos. Luego, destapa y deja enfriar.

2) En un tazón grande, combina la quinua cocida, los cubitos de aguacate, los gajos de naranja, la cebolla roja picada y el cilantro fresco picado.

3) En otro recipiente pequeño, mezcla el jugo de limón, el aceite de oliva, la sal y la pimienta. Remueve bien para combinar los ingredientes y formar el aderezo.

4) Vierte el aderezo sobre la ensalada de quinua y mezcla suavemente para asegurarte de que todos los ingredientes estén bien cubiertos.

5) Deja reposar la ensalada en el refrigerador durante al menos 30 minutos antes de servir, para que los sabores se mezclen y la ensalada esté fresca.

6) Sirve la Ensalada de quinua con aguacate y naranja antiinflamatoria fría como plato principal o como guarnición.

Tiempo de preparación: 20 minutos

Porciones: 4 personas

Pollo a la parrilla con ensalada de col y zanahoria

Ingredientes:

- 4 pechugas de pollo deshuesadas y sin piel

- Sal y pimienta al gusto

• 2 cucharadas de aceite de oliva

Para la ensalada de col y zanahoria:

• 3 tazas de col rallada

• 2 zanahorias grandes, ralladas

• 1/4 de taza de yogur griego

• 2 cucharadas de vinagre de sidra de manzana

• 1 cucharada de mostaza Dijon

• 1 cucharadita de miel (opcional)

• Sal y pimienta al gusto

Instrucciones:

1) Precalienta la parrilla a fuego medio-alto.

2) Sazonar las pechugas de pollo con sal y pimienta al gusto. Rocía el aceite de oliva sobre el pollo para que no se pegue a la parrilla.

3) Coloca las pechugas de pollo en la parrilla caliente y cocínalas durante aproximadamente 6-8 minutos por cada lado, o hasta que estén bien cocidas y alcancen una temperatura interna de 75°C (165°F). El tiempo de cocción puede variar dependiendo del grosor de las pechugas de pollo.

4) Mientras el pollo se cocina, prepara la ensalada de col y zanahoria. En un tazón grande, combina la col y las zanahorias ralladas.

5) En otro recipiente pequeño, mezcla el yogur griego, el vinagre de sidra de manzana, la mostaza Dijon, la miel (si lo deseas), sal y pimienta. Remueve bien para combinar los ingredientes y formar el aderezo.

6) Vierte el aderezo sobre la col y las zanahorias ralladas. Mezcla bien para asegurarte de que todos los ingredientes estén cubiertos.

7) Una vez que el pollo esté listo, retíralo de la parrilla y déjalo reposar durante unos minutos. Luego, córtalo en rebanadas o trozos.

8) Sirve el Pollo a la parrilla junto con la ensalada de col y zanahoria antiinflamatoria. Puedes agregar una guarnición adicional de verduras si lo deseas.

Tiempo de preparación: 30 minutos

Porciones: 4 personas

Salmón a la parrilla con hierbas frescas

Ingredientes:

• 4 filetes de salmón (de aproximadamente 150 g cada uno)

• Sal y pimienta al gusto

• 2 cucharadas de aceite de oliva

• 2 cucharadas de jugo de limón

• 2 cucharadas de perejil fresco picado

• 2 cucharadas de eneldo fresco picado

• 2 cucharadas de albahaca fresca picada

• Rodajas de limón para decorar (opcional)

Instrucciones:

1) Precalienta la parrilla a fuego medio-alto.

2) Sazonar los filetes de salmón con sal y pimienta al gusto.

3) En un tazón pequeño, mezcla el aceite de oliva, el jugo de limón, el perejil picado, el eneldo y la albahaca picados. Remueve bien para combinar las hierbas y formar el aderezo.

4) Coloca los filetes de salmón en la parrilla caliente y cocínalos durante aproximadamente 4-6 minutos por cada lado, o hasta que estén bien cocidos y se desmenucen fácilmente con un tenedor.

5) Durante los últimos minutos de cocción, cepilla los filetes de salmón con el aderezo de hierbas frescas, volteándolos una vez para que se impregnen ambos lados. Reserva un poco de aderezo para servir.

6) Retira el salmón de la parrilla y colócalo en un plato. Rocía con el aderezo de hierbas frescas restante.

7) Decora con rodajas de limón, si lo deseas, y sirve el Salmón a la parrilla con hierbas frescas antiinflamatorio caliente.

Tiempo de preparación: 15 minutos

Porciones: 4 personas

Ensalada de col rizada con cúrcuma y jengibre

Ingredientes:

- 1 manojo de col rizada (kale), picada en trozos pequeños

- 2 cucharadas de aceite de oliva

- 1 cucharadita de cúrcuma en polvo

- 1 cucharadita de jengibre fresco rallado

- Jugo de 1 limón

- 1/4 de taza de semillas de girasol

- 1/4 de taza de pasas

- Sal y pimienta al gusto

Instrucciones:

1) En un tazón grande, coloca la col rizada picada.

2) En una sartén pequeña, calienta el aceite de oliva a fuego medio. Añade la cúrcuma en polvo y el jengibre rallado. Cocina por unos minutos para liberar los aromas.

3) Vierte la mezcla de aceite de oliva, cúrcuma y jengibre sobre la col rizada. Agrega el jugo de limón y sazonar con sal y pimienta al gusto.

4) Con las manos limpias, masajea suavemente la col rizada durante unos minutos para ablandarla y permitir que los sabores se mezclen.

5) Añade las semillas de girasol y las pasas a la ensalada. Mezcla bien para distribuir los ingredientes.

6) Deja reposar la ensalada durante unos minutos para que los sabores se intensifiquen y los ingredientes se combinen.

7) Sirve la Ensalada de col rizada con cúrcuma y jengibre antiinflamatoria como acompañamiento o como plato principal.

Tiempo de preparación: 15 minutos

Porciones: 4 personas

Chuletas de cerdo con puré de manzana y canela

Ingredientes:

• 4 chuletas de cerdo

• Sal y pimienta al gusto

• 2 cucharadas de aceite de oliva

• Para el puré de manzana y canela:

• 4 manzanas, peladas, sin corazón y cortadas en trozos

• 1 cucharadita de canela en polvo

• 1 cucharada de jugo de limón

• 2 cucharadas de miel (opcional)

• 1/4 de taza de agua

Instrucciones:

1) Precalienta el horno a 200°C (400°F).

2) Sazonar las chuletas de cerdo con sal y pimienta al gusto.

3) Calienta el aceite de oliva en una sartén grande a fuego medio-alto. Agrega las chuletas de cerdo y cocínalas durante 3-4 minutos por cada lado, o hasta que estén doradas.

4) Transfiere las chuletas de cerdo a una bandeja para horno y colócalas en el horno precalentado. Cocina durante aproximadamente 10-15 minutos, o hasta que las chuletas estén bien cocidas y alcancen una temperatura interna de 70°C (160°F).

5) Mientras tanto, prepara el puré de manzana y canela. En una olla mediana, coloca los trozos de manzana, la canela en polvo, el jugo de limón, la miel (si

lo deseas) y el agua. Cocina a fuego medio durante aproximadamente 15-20 minutos, o hasta que las manzanas estén tiernas y se puedan triturar fácilmente.

6) Retira la olla del fuego y utiliza un tenedor o un procesador de alimentos para triturar las manzanas hasta obtener una consistencia suave y cremosa.

7) Sirve las chuletas de cerdo junto con el puré de manzana y canela antiinflamatorio. Puedes agregar una guarnición de verduras al vapor o una ensalada fresca si lo deseas.

Tiempo de preparación: 40 minutos

Porciones: 4 personas

Guiso de lentejas con especias

Ingredientes:

- 1 taza de lentejas

- 2 cucharadas de aceite de oliva

- 1 cebolla mediana, picada

- 2 zanahorias, en rodajas

- 2 tallos de apio, en rodajas

- 3 dientes de ajo, picados

- 1 cucharadita de comino molido

- 1 cucharadita de cúrcuma en polvo

- 1/2 cucharadita de pimentón

- 1 lata (400 g) de tomates triturados

- 4 tazas de caldo de verduras

- Sal y pimienta al gusto

- Hojas de cilantro fresco para decorar (opcional)

Instrucciones:

1) Enjuaga las lentejas con agua fría y escúrrelas.

2) En una olla grande, calienta el aceite de oliva a fuego medio. Agrega la cebolla, las zanahorias y el apio, y cocínalos hasta que estén tiernos, aproximadamente durante 5 minutos.

3) Agrega el ajo, el comino, la cúrcuma y el pimentón a la olla. Cocina por 1 minuto, revolviendo constantemente para que las especias se mezclen bien.

4) Añade los tomates triturados y las lentejas a la olla. Mezcla todo junto.

5) Vierte el caldo de verduras en la olla y lleva la mezcla a ebullición. Reduce el fuego a medio-bajo, tapa la olla y deja que hierva a fuego lento durante unos 30 minutos o hasta que las lentejas estén tiernas.

6) Si es necesario, agrega más caldo de verduras durante la cocción si el guiso se vuelve demasiado espeso.

7) Una vez que las lentejas estén cocidas, sazona el guiso con sal y pimienta al gusto.

8) Sirve el guiso de lentejas caliente y decora con hojas de cilantro fresco si lo deseas.

Tiempo de preparación: Aproximadamente 45 minutos.

Porciones: 4 personas

Arroz integral con hongos y ajo

Ingredientes:

- 1 taza de arroz integral

- 2 tazas de caldo de verduras

- 2 cucharadas de aceite de oliva

- 4 dientes de ajo, picados

- 250 g de hongos (como champiñones o setas), en rodajas

- 1 cebolla mediana, picada

- 1 pimiento rojo, en cubitos

- 1 cucharadita de tomillo seco

- 1 cucharadita de romero seco

- Sal y pimienta al gusto

- Perejil fresco picado para decorar (opcional)

Instrucciones:

1) Enjuaga el arroz integral con agua fría y escúrrelo.

2) En una olla mediana, lleva el caldo de verduras a ebullición y luego agrega el arroz integral. Reduce el fuego a bajo, tapa la olla y cocina el arroz durante aproximadamente 30 minutos o según las instrucciones del paquete, hasta que esté tierno y el caldo se haya absorbido. Retira del fuego y deja reposar tapado durante 5 minutos.

3) Mientras el arroz se cocina, calienta el aceite de oliva en una sartén grande a fuego medio. Agrega el ajo picado y cocínalo por 1 minuto hasta que esté fragante.

4) Agrega los hongos a la sartén y cocínalos hasta que estén tiernos y hayan liberado su jugo, aproximadamente durante 5 minutos.

5) Agrega la cebolla y el pimiento rojo a la sartén y cocínalos hasta que estén tiernos, alrededor de 5 minutos más.

6) Añade el tomillo y el romero a la sartén y mezcla todo junto. Cocina por 1 minuto más.

7) Agrega el arroz cocido a la sartén con los ingredientes salteados. Mezcla bien para combinar todos los sabores.

8) Sazonar con sal y pimienta al gusto.

9) Si lo deseas, decora el arroz integral con perejil fresco picado antes de servir.

Tiempo de preparación: Aproximadamente 40 minutos.

Porciones: 4 personas

Hamburguesas de pavo con especias y aguacate

Ingredientes:

- 500 g de carne molida de pavo

- 1 aguacate maduro, pelado y sin hueso

- 1 cebolla pequeña, picada finamente

- 2 dientes de ajo, picados

- 1 cucharadita de comino molido

- 1 cucharadita de pimentón

- 1/2 cucharadita de cúrcuma en polvo

- Sal y pimienta al gusto

- Aceite de oliva para cocinar

- Panecillos integrales o sin gluten para servir

- Hojas de lechuga y rodajas de tomate para acompañar

Instrucciones:

1) En un tazón grande, combina la carne molida de pavo, la cebolla picada, el ajo, el comino, el pimentón, la cúrcuma, sal y pimienta. Mezcla bien todos los ingredientes hasta que estén bien combinados.

2) Divide la mezcla en 4 partes iguales y forma hamburguesas con las manos. Asegúrate de que las hamburguesas tengan un grosor uniforme para que se cocinen de manera pareja.

3) Calienta una sartén grande a fuego medio-alto y agrega un poco de aceite de oliva.

4) Coloca las hamburguesas en la sartén caliente y cocínalas durante aproximadamente 4-5 minutos por cada lado, o hasta que estén doradas y cocidas por completo.

5) Mientras tanto, aplasta el aguacate maduro con un tenedor en un tazón pequeño hasta obtener una consistencia suave. Sazonar con sal y pimienta al gusto.

6) Una vez que las hamburguesas estén cocidas, retíralas del fuego y déjalas reposar durante unos minutos.

7) Para armar las hamburguesas, coloca una hamburguesa de pavo en un panecillo integral o sin gluten. Unta una cucharada de puré de aguacate en la hamburguesa y agrega hojas de lechuga y rodajas de tomate.

8) Sirve las hamburguesas de pavo con especias y aguacate acompañadas de una ensalada o verduras al vapor, si lo deseas.

Tiempo de preparación: Aproximadamente 30 minutos.

Porciones: 4 personas

Curry de garbanzos y espinacas

Ingredientes:

- 2 cucharadas de aceite de oliva

- 1 cebolla mediana, picada

- 3 dientes de ajo, picados

- 1 cucharada de jengibre fresco rallado

- 2 cucharadas de pasta de curry (puedes ajustar la cantidad según tu preferencia de picante)

- 1 cucharadita de cúrcuma en polvo

- 1 cucharadita de comino molido

- 1 lata (400 g) de tomates triturados

- 1 lata (400 ml) de leche de coco

- 2 tazas de garbanzos cocidos (pueden ser enlatados)

- 4 tazas de espinacas frescas

- Sal al gusto

- Cilantro fresco picado para decorar (opcional)

- Arroz integral o quinua cocida para servir

Instrucciones:

1) En una olla grande, calienta el aceite de oliva a fuego medio. Agrega la cebolla y cocínala hasta que esté tierna y translúcida, aproximadamente durante 5 minutos.

2) Añade el ajo y el jengibre rallado a la olla. Cocina por 1 minuto más, revolviendo constantemente.

3) Agrega la pasta de curry, la cúrcuma y el comino a la olla. Cocina por 1-2 minutos para que las especias se mezclen bien.

4) Vierte los tomates triturados en la olla y mezcla todo junto. Cocina por otros 2 minutos.

5) Agrega la leche de coco a la olla y mezcla bien todos los ingredientes.

6) Añade los garbanzos cocidos a la olla y cocina a fuego lento durante unos 10 minutos para que los sabores se integren.

7) Agrega las espinacas frescas a la olla y cocínalas hasta que se marchiten, aproximadamente durante 3-4 minutos.

8) Sazonar con sal al gusto.

9) Sirve el curry de garbanzos y espinacas caliente sobre arroz integral o quinua cocida.

10) Opcionalmente, decora con cilantro fresco picado antes de servir.

Tiempo de preparación: Aproximadamente 30 minutos.

Porciones: 4 personas

Tostadas de aguacate con huevo y tomate

Ingredientes:

- 4 rebanadas de pan integral o sin gluten

- 2 aguacates maduros

- 4 huevos

- 2 tomates medianos, en rodajas

- Jugo de medio limón

- Aceite de oliva

- Sal y pimienta al gusto

- Cilantro fresco picado para decorar (opcional)

Instrucciones:

1) Tuesta las rebanadas de pan integral o sin gluten hasta que estén crujientes.

2) Mientras tanto, pela y deshuesa los aguacates. Coloca la pulpa de los aguacates en un tazón y aplástala con un tenedor hasta obtener una consistencia suave.

3) Exprime el jugo de medio limón sobre el aguacate y mezcla bien. Sazonar con sal y pimienta al gusto.

4) En una sartén grande, calienta un poco de aceite de oliva a fuego medio. Rompe los huevos y colócalos en la sartén. Cocina los huevos a tu gusto, ya sea revueltos, fritos o como huevos poché.

5) Unta una generosa cantidad de puré de aguacate sobre cada rebanada de pan tostado.

6) Coloca rodajas de tomate sobre el puré de aguacate en cada tostada.

7) Una vez que los huevos estén cocidos, coloca un huevo sobre cada tostada.

8) Sazonar los huevos con sal y pimienta al gusto

9) Decora con cilantro fresco picado, si lo deseas.

10) Sirve las tostadas de aguacate con huevo y tomate de inmediato.

Tiempo de preparación: Aproximadamente 15 minutos.

Porciones: 4 personas

Salmón al horno con salsa de miel y mostaza

Ingredientes:

- 4 filetes de salmón (aproximadamente 150 g cada uno)

- 3 cucharadas de mostaza Dijon

- 2 cucharadas de miel

- 2 cucharadas de jugo de limón

- 2 cucharadas de aceite de oliva

- Sal y pimienta al gusto

- Rodajas de limón y eneldo fresco para decorar (opcional)

Instrucciones:

1) Precalienta el horno a 200°C.

2) En un tazón pequeño, mezcla la mostaza Dijon, la miel, el jugo de limón y el aceite de oliva. Mezcla bien hasta obtener una salsa homogénea.

3) Coloca los filetes de salmón en una bandeja para hornear forrada con papel de aluminio o papel de horno.

4) Sazonar los filetes de salmón con sal y pimienta al gusto.

5) Vierte la salsa de miel y mostaza sobre los filetes de salmón, asegurándote de cubrirlos uniformemente.

6) Hornea el salmón durante aproximadamente 15-20 minutos, o hasta que esté cocido y se desmenuce fácilmente con un tenedor. El tiempo de cocción puede variar según el grosor de los filetes.

7) Retira el salmón del horno y déjalo reposar unos minutos antes de servir.

8) Decora con rodajas de limón y eneldo fresco, si lo deseas.

9) Sirve el salmón al horno con salsa de miel y mostaza junto con una guarnición de verduras al vapor o una ensalada fresca.

Tiempo de preparación: Aproximadamente 25 minutos.

Porciones: 4 personas

Sopa de lentejas con espinacas y zanahoria

Ingredientes:

- 1 taza de lentejas secas

- 1 cebolla mediana, picada

- 2 zanahorias grandes, cortadas en cubitos

- 2 hojas de laurel

- 3 dientes de ajo, picados

- 4 tazas de caldo de verduras

- 2 tazas de espinacas frescas, lavadas y picadas

- 1 cucharadita de cúrcuma en polvo

- 1 cucharadita de comino molido

- Sal y pimienta al gusto

- Aceite de oliva para cocinar

- Perejil fresco picado para decorar (opcional)

- Pan integral o sin gluten para servir

Instrucciones:

1) Enjuaga las lentejas secas con agua fría y escúrrelas.

2) En una olla grande, calienta un poco de aceite de oliva a fuego medio. Agrega la cebolla y las zanahorias, y cocina hasta que estén tiernas, aproximadamente durante 5 minutos.

3) Agrega el ajo picado, la cúrcuma en polvo y el comino molido a la olla. Cocina por 1 minuto más, revolviendo constantemente para liberar los aromas de las especias.

4) Añade las lentejas escurridas y las hojas de laurel a la olla. Mezcla bien todos los ingredientes.

5) Vierte el caldo de verduras en la olla y lleva la mezcla a ebullición.

6) Reduce el fuego a medio-bajo, tapa la olla y cocina a fuego lento durante unos 25-30 minutos, o hasta que las lentejas estén tiernas.

7) Añade las espinacas frescas a la olla y cocina durante 3-4 minutos más, o hasta que las espinacas se marchiten.

8) Sazonar la sopa con sal y pimienta al gusto.

9) Retira las hojas de laurel antes de servir.

10) Decora con perejil fresco picado, si lo deseas.

11) Sirve la sopa de lentejas con espinacas y zanahoria caliente junto con rebanadas de pan integral o sin gluten.

Tiempo de preparación: Aproximadamente 40 minutos.

Porciones: 4 personas

Ensalada de espinacas, fresas y nueces

Ingredientes:

- 8 tazas de espinacas frescas

- 2 tazas de fresas, cortadas en rodajas

- 1/2 taza de nueces, picadas

- 1/4 de taza de queso feta desmenuzado (opcional)

- 2 cucharadas de vinagre balsámico

- 2 cucharadas de aceite de oliva extra virgen

- 1 cucharada de miel

- Sal y pimienta al gusto

Instrucciones:

1) En un tazón grande, coloca las espinacas frescas.

2) Agrega las fresas en rodajas y las nueces picadas al tazón.

3) Si deseas, añade el queso feta desmenuzado sobre la ensalada.

4) En otro recipiente más pequeño, prepara el aderezo mezclando el vinagre balsámico, el aceite de oliva y la miel. Sazonar con sal y pimienta al gusto. Bate o agita bien la mezcla hasta que esté combinada.

5) Rocía el aderezo sobre la ensalada y mezcla suavemente para asegurarte de que todos los ingredientes estén cubiertos.

6) Sirve la ensalada de espinacas, fresas y nueces inmediatamente.

Tiempo de preparación: Aproximadamente 15 minutos.

Porciones: 4 personas

Curry de pollo con vegetales y leche de coco

Ingredientes:

- 500 gramos de pechuga de pollo cortada en trozos

- 1 cucharada de aceite de oliva

- 1 cebolla picada

- 2 dientes de ajo picados

- 1 cucharada de jengibre rallado

- 1 cucharada de curry en polvo

- 1 cucharadita de cúrcuma en polvo

- 1 pimiento rojo cortado en tiras

- 1 zanahoria cortada en rodajas

- 200 gramos de champiñones laminados

- 1 lata (400 ml) de leche de coco

- Sal y pimienta al gusto

- Cilantro fresco picado para decorar (opcional)

Instrucciones:

1) Calienta el aceite de oliva en una sartén grande a fuego medio-alto. Agrega la cebolla y cocina hasta que esté transparente.

2) Añade el ajo y el jengibre rallado a la sartén y cocina por un minuto más.

3) Agrega el pollo cortado en trozos y cocínalo hasta que esté dorado por todos los lados.

4) Incorpora el curry en polvo y la cúrcuma, y revuelve bien para que el pollo se impregne de las especias.

5) Agrega el pimiento rojo, la zanahoria y los champiñones a la sartén, y cocina durante unos 5 minutos, hasta que las verduras estén ligeramente tiernas.

6) Vierte la leche de coco en la sartén y mezcla bien. Reduce el fuego a medio-bajo y cocina durante otros 10-15 minutos, hasta que el pollo esté completamente cocido y las verduras estén tiernas.

7) Prueba la sazón y añade sal y pimienta al gusto.

8) Sirve el curry de pollo con vegetales y leche de coco sobre arroz integral o quinua. Si lo deseas, decora con cilantro fresco picado.

Tiempo de preparación: Aproximadamente 30 minutos.

Porciones: 4 personas

Guiso de ternera con champiñones y cebolla

Ingredientes:

• 500 gramos de ternera en trozos

• 1 cucharada de aceite de oliva

• 1 cebolla grande cortada en juliana

• 2 dientes de ajo picados

• 200 gramos de champiñones laminados

• 1 zanahoria grande cortada en rodajas

• 2 tazas de caldo de carne bajo en sodio

• 1 cucharadita de romero seco

• 1 cucharadita de tomillo seco

• Sal y pimienta al gusto

• Perejil fresco picado para decorar (opcional)

Instrucciones:

1) En una olla grande, calienta el aceite de oliva a fuego medio-alto. Agrega la carne de ternera y cocínala hasta que esté dorada por todos los lados.

2) Añade la cebolla picada y el ajo a la olla, y cocina hasta que la cebolla esté transparente y fragante.

3) Agrega los champiñones y las rodajas de zanahoria a la olla, y cocina durante unos minutos hasta que las verduras estén ligeramente tiernas.

4) Vierte el caldo de carne en la olla y agrega el romero y el tomillo seco. Revuelve bien y lleva la mezcla a ebullición.

5) Reduce el fuego a medio-bajo, tapa la olla y deja cocinar el guiso durante aproximadamente 1 hora, o hasta que la carne esté tierna y se deshaga fácilmente con un tenedor.

6) Prueba la sazón y añade sal y pimienta al gusto.

7) Sirve el guiso de ternera con champiñones y cebolla caliente. Si lo deseas, decora con perejil fresco picado.

Tiempo de preparación: Aproximadamente 1 hora y 15 minutos.

Porciones: 4 personas

Ensalada de remolacha y queso feta

Ingredientes:

- 4 remolachas medianas cocidas y cortadas en cubos

- 100 gramos de queso feta desmenuzado

- 1 taza de hojas verdes mixtas (lechuga, espinaca, rúcula, etc.)

- 1/4 de taza de nueces picadas

- 2 cucharadas de vinagre balsámico

- 2 cucharadas de aceite de oliva

- Sal y pimienta al gusto

Instrucciones:

1) En un bol grande, combina las remolachas cortadas en cubos, el queso feta desmenuzado y las hojas verdes mixtas.

2) Espolvorea las nueces picadas sobre la ensalada.

3) En un recipiente aparte, mezcla el vinagre balsámico, el aceite de oliva, la sal y la pimienta.

4) Vierte el aderezo sobre la ensalada y mezcla suavemente para combinar todos los ingredientes.

5) Sirve la ensalada de remolacha y queso feta en platos individuales y disfrútala.

Tiempo de preparación: Aproximadamente 15 minutos.

Porciones: 4 personas

Salmón a la parrilla con ensalada de tomate y aguacate

Ingredientes:

- 4 filetes de salmón fresco

- 2 cucharadas de aceite de oliva

- Sal y pimienta al gusto

- 4 tomates medianos, cortados en rodajas

- 2 aguacates maduros, cortados en cubos

- 1 cebolla roja pequeña, cortada en rodajas finas

- Jugo de 1 limón

- Hojas de albahaca fresca para decorar

Instrucciones:

1) Precalienta la parrilla a fuego medio-alto.

2) Cepilla los filetes de salmón con aceite de oliva y sazónalos con sal y pimienta al gusto.

3) Coloca los filetes de salmón en la parrilla precalentada y cocina durante aproximadamente 4-5 minutos por cada lado, o hasta que estén cocidos a tu preferencia.

4) Mientras tanto, en un bol aparte, combina las rodajas de tomate, los cubos de aguacate y las rodajas de cebolla roja.

5) Rocía el jugo de limón sobre la ensalada y mezcla suavemente para combinar los ingredientes.

6) Retira el salmón de la parrilla y sírvelo junto con la ensalada de tomate y aguacate.

7) Decora con hojas de albahaca fresca.

Tiempo de preparación: Aproximadamente 20 minutos.

Porciones: 4 personas

Esta receta te brinda una opción saludable y deliciosa rica en ácidos grasos omega-3 y antioxidantes.

Sopa de tomate con albahaca y orégano

Ingredientes:

- 1 kg de tomates maduros, cortados en trozos

- 1 cebolla grande, picada

- 2 dientes de ajo, picados

- 2 cucharadas de aceite de oliva

- 4 tazas de caldo de verduras bajo en sodio

- 1 cucharadita de orégano seco

- 1/2 taza de albahaca fresca, picada

- Sal y pimienta al gusto

- Hojas de albahaca fresca para decorar

Instrucciones:

1) En una olla grande, calienta el aceite de oliva a fuego medio. Agrega la cebolla y el ajo, y cocínalos hasta que estén tiernos y fragantes.

2) Añade los tomates cortados a la olla y salpimienta al gusto. Cocina por unos minutos hasta que los tomates comiencen a ablandarse.

3) Vierte el caldo de verduras en la olla y añade el orégano seco. Lleva la mezcla a ebullición y luego reduce el fuego a medio-bajo. Cocina tapado durante aproximadamente 20 minutos para que los sabores se mezclen y los tomates se deshagan.

4) Retira la olla del fuego y agrega la albahaca fresca picada. Mezcla bien.

5) Con una licuadora de mano o en una licuadora convencional, procesa la sopa hasta obtener una consistencia suave y homogénea.

6) Vuelve a calentar la sopa a fuego medio antes de servir.

7) Sirve la sopa de tomate con albahaca y orégano caliente. Decora con hojas de albahaca fresca.

Tiempo de preparación: Aproximadamente 30 minutos.

Porciones: 4 personas

Pollo asado con ensalada de col

Ingredientes:

- 4 piezas de pollo (muslos, pechugas, o una combinación)

- 2 cucharadas de aceite de oliva

- 1 cucharadita de paprika ahumada

- 1 cucharadita de ajo en polvo

- 1 cucharadita de sal

- 1/2 cucharadita de pimienta negra

- 1/2 col blanca mediana, rallada o cortada en tiras finas

- 1 zanahoria grande, rallada

- 1/4 de taza de cilantro fresco picado

- 2 cucharadas de jugo de limón

- 2 cucharadas de vinagre de manzana

- 1 cucharada de miel o edulcorante natural (opcional)

- Sal y pimienta al gusto

Instrucciones:

1) Precalienta el horno a 200°C.

2) En un bol pequeño, mezcla el aceite de oliva, la paprika ahumada, el ajo en polvo, la sal y la pimienta.

3) Unta el pollo con esta mezcla de especias por todos lados.

4) Coloca el pollo en una bandeja para hornear y ásalo en el horno precalentado durante aproximadamente 45-50 minutos, o hasta que esté cocido y dorado.

5) Mientras tanto, en un bol grande, combina la col rallada, la zanahoria rallada y el cilantro fresco.

6) En otro bol más pequeño, mezcla el jugo de limón, el vinagre de manzana, la miel o edulcorante (opcional), la sal y la pimienta. Vierte esta mezcla sobre la ensalada de col y mezcla bien para que se integren los sabores.

7) Una vez que el pollo esté listo, retíralo del horno y déjalo reposar durante unos minutos antes de cortarlo en porciones.

8) Sirve el pollo asado junto con la ensalada de col.

Tiempo de preparación: Aproximadamente 1 hora.

Porciones: 4 personas

Esta receta te brinda una opción saludable y sabrosa, con el pollo asado lleno de proteínas magras y la ensalada de col rica en nutrientes.

Tacos de pescado con ensalada de repollo

Ingredientes:

- 500 gramos de filetes de pescado blanco (como el bacalao o la tilapia)

- 2 cucharadas de aceite de oliva

- 2 cucharaditas de paprika ahumada

- 1 cucharadita de comino molido

- 1 cucharadita de ajo en polvo

- 1 cucharadita de sal

- 1/2 cucharadita de pimienta negra

- 1/4 de col morada, cortada en tiras finas

- 1 zanahoria grande, rallada

- 1/4 de taza de cilantro fresco picado

- Jugo de 1 limón

- 8 tortillas de maíz o tortillas de trigo integral

- Salsa de yogur (opcional)

Instrucciones:

1) En un bol pequeño, mezcla el aceite de oliva, la paprika ahumada, el comino, el ajo en polvo, la sal y la pimienta.

2) Unta los filetes de pescado con esta mezcla de especias por ambos lados.

3) Calienta una sartén grande a fuego medio-alto y coloca los filetes de pescado en la sartén caliente. Cocina durante aproximadamente 3-4 minutos por cada lado, o hasta que el pescado esté bien cocido y se desmenuce fácilmente.

4) Mientras tanto, en un bol grande, combina la col morada cortada en tiras, la zanahoria rallada y el cilantro fresco.

5) Exprime el jugo de limón sobre la ensalada de repollo y mezcla bien para que se integren los sabores.

6) Calienta las tortillas en una sartén caliente o en el horno.

7) Una vez que el pescado esté listo, desmenúzalo en trozos más pequeños.

8) Rellena cada tortilla con los trozos de pescado desmenuzado y la ensalada de repollo. Si lo deseas, añade salsa de yogur para darle un toque adicional.

9) Sirve los tacos de pescado con ensalada de repollo y disfrútalos.

Tiempo de preparación: Aproximadamente 30 minutos.

Porciones: 4 personas

POSTRES ANTIINFLAMATORIOS

En esta sección encontrará deliciosas recetas de postres pensadas no solo para satisfacer el paladar, sino también para apaciguar procesos inflamatorios desde su origen. Todas las preparaciones han sido elaboradas en base a alimentos comprobadamente antiinflamatorios.

Aquí podrá deleitarse con batidos frescos de frutas antioxidantes, pudines y flanes calmantes para el sistema digestivo ayudando a su bienestar general. Los postres no tienen por qué ser enemigos de una alimentación sana. Así que lo invitamos a explorar estos deliciosos postres para mimar a su organismo mientras complace a su paladar

Helado de yogur con frutas frescas

Ingredientes:

• 2 tazas de yogur natural

• 2 tazas de frutas frescas cortadas en cubos (como fresas, piña, mango, melón, etc.)

• 1 cucharada de miel

• 1 cucharadita de extracto de vainilla

• 1 cucharadita de jengibre rallado

• 1 cucharadita de canela en polvo

Instrucciones:

1) En un tazón grande, mezcla el yogur, la miel, el extracto de vainilla, el jengibre rallado y la canela en polvo hasta que estén bien combinados.

2) Agrega las frutas frescas y revuelve hasta que estén completamente cubiertas de la mezcla de yogur.

3) Coloca la mezcla en un molde para helado y congela durante al menos 3 horas o hasta que esté firme.

4) Una vez que el helado esté completamente congelado, sácalo del congelador y deja que se ablande durante unos minutos antes de servir. Si lo deseas, decora con un poco de fruta fresca adicional antes de servir.

Tiempo de preparación: 10 minutos (más 3 horas para congelar el helado).

Porciones: 4 personas

Galletas de avena con frutos secos y canela.

Ingredientes:

• 1 taza de avena

• 1/4 taza de harina de almendras

• 1/4 taza de miel

• 1/4 taza de aceite de coco

- 1/2 cucharadita de canela en polvo

- 1/4 taza de frutos secos picados (como almendras, nueces, avellanas, etc.)

- 1/4 cucharadita de sal

Instrucciones:

1) Precalienta el horno a 180°C.

2) En un tazón grande, mezcla la avena, la harina de almendras, la canela y la sal.

3) Añade la miel y el aceite de coco, y mezcla bien hasta obtener una masa uniforme.

4) Agrega los frutos secos picados a la masa y mezcla de nuevo.

5) Forma pequeñas bolitas con la masa y aplánalas con la palma de la mano para darles forma de galleta.

6) Coloca las galletas en una bandeja para hornear cubierta con papel pergamino y hornea durante unos 12-15 minutos o hasta que estén doradas.

7) Saca las galletas del horno y deja enfriar antes de servir.

Tiempo de preparación: 15 minutos.

Tiempo de cocción: 12-15 minutos.

Porciones: 4 personas

Tarta de manzana con canela

Ingredientes:

- 1 masa de tarta (puedes utilizar una masa de tarta comprada o hacerla en casa)

- 3 manzanas peladas, sin semillas y cortadas en rodajas finas

- 2 cucharadas de miel

- 1 cucharadita de canela en polvo

- 1 cucharadita de jengibre rallado

- 1/4 taza de nueces picadas

- 1 cucharada de harina de almendras

- 1 huevo batido

Instrucciones:

1) Precalienta el horno a 180°C.

2) Coloca la masa de tarta en un molde para tartas y presiona suavemente para que se ajuste bien al molde.

3) En un tazón grande, mezcla las manzanas con la miel, la canela y el jengibre rallado.

4) Agrega las nueces picadas y la harina de almendras a la mezcla de manzana y revuelve bien.

5) Vierte la mezcla de manzana sobre la masa de tarta y distribuye uniformemente.

6) Dobla los bordes de la masa de tarta hacia adentro para cubrir parcialmente los bordes de la mezcla de manzana.

7) Pinta los bordes de la masa con el huevo batido.

8) Hornea durante unos 40-45 minutos o hasta que la masa esté dorada y crujiente.

9) Saca del horno y deja enfriar antes de servir.

Tiempo de preparación: 20 minutos.

Tiempo de cocción: 40-45 minutos.

Porciones: 4 personas

Sorbete de frutas tropicales

Ingredientes:

- 2 tazas de frutas tropicales congeladas (como mango, piña, papaya, etc.)

- 1 taza de jugo de naranja fresco

- 1/4 taza de miel

- 1 cucharadita de jengibre rallado

- 1 cucharadita de jugo de limón fresco

Instrucciones:

1) Coloca las frutas tropicales congeladas en una licuadora o procesador de alimentos.

2) Agrega el jugo de naranja, la miel, el jengibre rallado y el jugo de limón a la licuadora o procesador de alimentos.

3) Mezcla todo hasta obtener una mezcla suave y cremosa.

4) Si la mezcla queda demasiado espesa, agrega un poco más de jugo de naranja.

5) Sirve inmediatamente como un sorbete suave, o congela en un recipiente hermético durante 1-2 horas para obtener un sorbete más firme.

6) Antes de servir, deja que el sorbete se descongele ligeramente a temperatura ambiente.

Tiempo de preparación: 10 minutos.

Tiempo de enfriamiento: 1-2 horas (opcional).

Porciones: 4 personas

Mousse de chocolate negro

Ingredientes:

- 200g de chocolate negro con un mínimo del 70% de cacao

- 2 cucharadas de aceite de coco

- 1/4 taza de leche de almendras

- 1/4 taza de miel

- 1 cucharadita de vainilla

- 2 claras de huevo

- Pizca de sal

Instrucciones:

1) Derrite el chocolate negro junto con el aceite de coco a baño maría o en el microondas en intervalos de 30 segundos, revolviendo cada vez hasta que esté completamente derretido.

2) Agrega la leche de almendras, la miel y la vainilla al chocolate derretido y mezcla bien hasta que estén combinados.

3) Bate las claras de huevo con una pizca de sal hasta que se formen picos firmes.

4) Agrega las claras de huevo batidas al chocolate derretido y mezcla suavemente hasta que todo esté combinado.

5) Divide la mezcla en cuatro moldes para mousse y refrigera durante al menos 2 horas o hasta que estén firmes.

Tiempo de preparación: 15 minutos.

Tiempo de refrigeración: 2 horas.

Porciones: 4 personas

Bizcocho de zanahoria y nueces

Ingredientes:

- 2 tazas de zanahorias ralladas

- 1 taza de harina de almendras

- 1/2 taza de harina de coco

- 1/2 taza de nueces picadas

- 1/2 taza de aceite de coco

- 1/2 taza de miel

- 3 huevos

- 1 cucharadita de bicarbonato de sodio

- 1 cucharadita de canela en polvo

- 1/2 cucharadita de jengibre en polvo

• 1/2 cucharadita de nuez moscada

• Pizca de sal

Instrucciones:

1) Precalentar el horno a 180°C.

2) En un tazón grande, mezcla la harina de almendras, la harina de coco, el bicarbonato de sodio, la canela, el jengibre, la nuez moscada y una pizca de sal.

3) En otro tazón, bate los huevos y agrega la miel y el aceite de coco derretido. Mezcla bien.

4) Agrega la mezcla de huevo a los ingredientes secos y mezcla hasta que se combine todo.

5) Agrega las zanahorias ralladas y las nueces picadas, y mezcla bien.

6) Vierte la mezcla en un molde para bizcochos previamente engrasado.

7) Hornea durante 35-40 minutos o hasta que el bizcocho esté dorado y al insertar un palillo en el centro, salga limpio.

8) Deja enfriar antes de cortar en porciones.

Tiempo de preparación: 20 minutos.

Tiempo de cocción: 35-40 minutos.

Porciones: 4 personas

Yogur griego con granola y frutas frescas

Ingredientes:

• 2 tazas de yogur griego

• 1 taza de granola

• 1 taza de frutas frescas (puedes usar las que prefieras, como fresas, arándanos, kiwi, etc.)

• 1 cucharada de miel (opcional)

Instrucciones:

1) En un tazón, mezcla el yogur griego con la miel, si deseas endulzarlo un poco.

2) En cuatro recipientes para servir, divide la mezcla de yogur griego en partes iguales.

3) Encima del yogur, agrega la granola en partes iguales.

4) Luego, agrega las frutas frescas cortadas en trozos encima de la granola, distribuyéndolas de manera uniforme entre los cuatro recipientes.

5) Sirve frío.

Tiempo de preparación: 5 minutos.

Porciones: 4 personas

Fruta asada con miel y canela

Ingredientes:

• 4 tazas de fruta cortada en trozos (puedes usar manzanas, peras, duraznos, nectarinas, plátanos o cualquier fruta que prefieras)

• 2 cucharadas de miel

• 1 cucharadita de canela molida

Instrucciones:

1) Precalienta el horno a 180°C.

2) En un tazón grande, mezcla la fruta con la miel y la canela, asegurándote de que todos los trozos de fruta estén bien cubiertos.

3) Extiende la fruta en una bandeja para hornear.

4) Hornea durante 20-25 minutos o hasta que la fruta esté suave y dorada.

5) Sirve caliente.

Tiempo de preparación: 10 minutos

Tiempo de cocción: 20-25 minutos

Porciones: 4 personas

Pudin de chía con frutas frescas

Ingredientes:

• 1/2 taza de semillas de chía

• 2 tazas de leche (puedes usar leche de almendras o leche de coco para una opción vegana)

• 2 cucharadas de miel

• 1 cucharadita de extracto de vainilla

• 1 taza de frutas frescas (puedes usar las que prefieras, como fresas, arándanos, kiwi, etc.)

• 1/4 taza de nueces picadas (opcional)

Instrucciones:

1) En un tazón grande, mezcla las semillas de chía, la leche, la miel y el extracto de vainilla. Mezcla bien y deja reposar por lo menos 30 minutos o hasta que la mezcla espese.

2) Una vez que la mezcla esté espesa, divide el pudin de chía en cuatro recipientes para servir.

3) Encima del pudin de chía, agrega las frutas frescas cortadas en trozos.

4) Si deseas, agrega las nueces picadas encima de las frutas.

5) Sirve frío.

Tiempo de preparación: 5 minutos

Tiempo de reposo: 30 minutos

Porciones: 4 personas

Batido de plátano con cacao en polvo

Ingredientes:

• 2 plátanos maduros

• 2 tazas de leche de almendras sin azúcar

• 2 cucharadas de cacao en polvo sin azúcar

- 1 cucharadita de canela molida

- 1 cucharadita de jengibre rallado

- 1 cucharadita de miel (opcional)

Instrucciones:

1) Pelar los plátanos y cortarlos en trozos pequeños.

2) Colocar los plátanos en una licuadora junto con la leche de almendras, el cacao en polvo, la canela molida y el jengibre rallado.

3) Mezclar todos los ingredientes hasta que queden suaves y cremosos.

4) Si deseas que el batido sea un poco más dulce, agrega una cucharadita de miel y mezcla de nuevo.

5) Verter el batido en vasos y servir inmediatamente.

Tiempo de preparación: 10 minutos.

Porciones: 4 personas

Tarta de queso con frutas del bosque

Ingredientes:

- 200 g de queso crema bajo en grasa

- 2 huevos

- 1 cucharada de miel

- 1 cucharada de jugo de limón fresco

- 1 cucharadita de esencia de vainilla

- 100 g de frutos del bosque mixtos frescos o congelados

- 1 taza de nueces picadas

- 2 cucharadas de aceite de coco

- 1 taza de dátiles sin hueso

Instrucciones:

1) Precalentar el horno a 180°C.

2) En un procesador de alimentos, mezclar las nueces, los dátiles y el aceite de coco hasta formar una masa uniforme. Forrar una fuente para tartas con la masa.

3) En un tazón grande, batir el queso crema, los huevos, la miel, el jugo de limón y la esencia de vainilla hasta que quede una mezcla homogénea.

4) Verter la mezcla de queso crema en la base de la tarta y agregar los frutos del bosque por encima.

5) Hornear la tarta durante 20-25 minutos o hasta que esté dorada y firme al tacto.

6) Dejar enfriar y servir.

Tiempo de preparación: Aproximadamente 30 minutos más el tiempo de cocción en el horno.

Porciones: 4 personas

Flan de vainilla con frutos secos

Ingredientes:

- 2 tazas de leche de almendras sin azúcar

- 1/4 taza de miel

- 3 huevos

- 1 cucharadita de extracto de vainilla

- 1/4 taza de nueces picadas

- 1/4 taza de almendras picadas

- 1/4 taza de avellanas picadas

- 1 cucharada de aceite de coco

Instrucciones:

1) Precalentar el horno a 180°C.

2) En un tazón, batir los huevos y la miel hasta que quede una mezcla homogénea.

3) Añadir la leche de almendras y el extracto de vainilla y mezclar bien.

4) En una sartén, tostar las nueces, almendras y avellanas con el aceite de coco hasta que estén doradas. Dejar enfriar y reservar.

5) Verter la mezcla de huevo en un molde para flan previamente engrasado y espolvorear los frutos secos tostados por encima.

6) Hornear durante 35-40 minutos o hasta que el flan esté firme al tacto.

7) Dejar enfriar y refrigerar durante al menos 2 horas antes de servir.

Tiempo de preparación: Aproximadamente 20 minutos más el tiempo de cocción en el horno (35-40 minutos) y la refrigeración (mínimo 2 horas)

Porciones: 4 personas

Brownie de alubias negras y chocolate negro

Ingredientes:

- 1 lata de alubias negras, escurridas y enjuagadas

- 1/4 taza de aceite de coco

- 2 huevos

- 1/2 taza de harina de avena

- 1/2 taza de cacao en polvo sin azúcar

- 1/2 taza de miel

- 1 cucharadita de extracto de vainilla

- 1/2 cucharadita de polvo de hornear

- 1/4 cucharadita de sal

- 1/2 taza de chocolate negro picado

Instrucciones:

1) Precalentar el horno a 180°C.

2) En un procesador de alimentos, mezclar las alubias negras y el aceite de coco hasta formar una pasta uniforme.

3) Agregar los huevos y mezclar hasta que quede una mezcla homogénea.

4) Añadir la harina de avena, el cacao en polvo, la miel, el extracto de vainilla, el polvo de hornear y la sal. Mezclar bien hasta que quede una masa suave.

5) Incorporar el chocolate negro picado a la mezcla.

6) Verter la mezcla en un molde para hornear previamente engrasado.

7) Hornear durante 25-30 minutos o hasta que el brownie esté firme al tacto.

8) Dejar enfriar antes de cortar en porciones.

Tiempo de preparación: aproximadamente 15 minutos más el tiempo de cocción en el horno (25-30 minutos)

Porciones. 4 personas

Macedonia de frutas con yogur y miel

Ingredientes:

• 2 tazas de frutas variadas (por ejemplo: fresas, kiwis, mangos, piñas, plátanos, etc.), cortadas en trozos pequeños

• 1 taza de yogur griego sin azúcar

• 2 cucharadas de miel

• 1 cucharadita de canela molida

• 1/4 taza de nueces picadas (opcional)

Instrucciones:

1) En un tazón grande, mezclar las frutas troceadas.

2) En otro tazón, mezclar el yogur griego, la miel y la canela hasta que quede una mezcla homogénea.

3) Verter la mezcla de yogur sobre las frutas y mezclar suavemente hasta que las frutas queden bien cubiertas.

4) Espolvorear las nueces picadas por encima (opcional).

5) Servir inmediatamente o guardar en la nevera hasta la hora de servir.

Tiempo de preparación: aproximadamente 10 minutos.

Porciones: 4 personas

Postre de tofu con frutas y miel

Ingredientes:

• 1 bloque de tofu firme (350g), escurrido y cortado en cubos pequeños

• 2 cucharadas de miel

• 1 cucharadita de extracto de vainilla

• 1/4 taza de leche de almendras sin azúcar

• 2 tazas de frutas variadas (por ejemplo: fresas, arándanos, kiwis, mango, etc.), cortadas en trozos pequeños

• 1 cucharada de semillas de chía (opcional)

Instrucciones:

1) En un procesador de alimentos, mezclar el tofu, la miel, el extracto de vainilla y la leche de almendras hasta obtener una mezcla suave.

2) Dividir la mezcla de tofu en 4 vasos para postres.

3) Cubrir cada vaso con una capa de frutas troceadas.

4) Repetir las capas hasta que se hayan usado todas las frutas y el tofu.

5) Espolvorear las semillas de chía por encima (opcional).

6) Servir inmediatamente o guardar en la nevera hasta la hora de servir.

Tiempo de preparación: aproximadamente 15 minutos.

Porciones: 4 personas

Mousse de mango con yogur

Ingredientes:

• 2 mangos maduros, pelados y cortados en trozos

- 1 taza de yogur griego sin azúcar

- 2 cucharadas de miel

- 1 cucharadita de extracto de vainilla

- 1 cucharada de jugo de limón fresco

- 1 sobre de gelatina sin sabor

- 1/4 taza de agua caliente

Instrucciones:

1) En un procesador de alimentos o licuadora, mezclar los trozos de mango hasta obtener un puré suave.

2) En un tazón grande, mezclar el puré de mango, el yogur griego, la miel, el extracto de vainilla y el jugo de limón.

3) En otro tazón pequeño, mezclar la gelatina sin sabor y el agua caliente hasta que se disuelva por completo.

4) Añadir la gelatina disuelta a la mezcla de mango y yogur, y mezclar bien.

5) Dividir la mezcla de mousse en 4 vasos para postres.

6) Refrigerar durante al menos 2 horas para que la mousse se asiente.

7) Decorar con frutas frescas y servir frío.

Tiempo de preparación: aproximadamente 20 minutos, más 2 horas de refrigeración.

Porciones: 4 personas

Trufas de almendra y chocolate negro

Ingredientes:

- 1/2 taza de almendras crudas

- 1/4 taza de copos de coco

- 1/4 taza de chocolate negro picado

- 1 cucharada de aceite de coco

- 1 cucharada de miel

- 1/4 cucharadita de canela molida

- Una pizca de sal marina

Instrucciones:

1) En un procesador de alimentos, mezclar las almendras y los copos de coco hasta obtener una mezcla fina.

2) Añadir el chocolate negro picado, el aceite de coco, la miel, la canela y la sal marina, y mezclar bien.

3) Formar pequeñas bolas con la mezcla y colocarlas en un plato forrado con papel encerado.

4) Congelar las trufas durante al menos 30 minutos antes de servir.

5) Decorar con almendras o copos de coco adicionales antes de servir, si se desea.

Tiempo de preparación: aproximadamente 20 minutos, más 30 minutos de congelación.

Porciones: 4 personas

Smoothie de fresa y kiwi

Ingredientes:

- 2 tazas de fresas frescas, lavadas y cortadas en cuartos

- 2 kiwis pelados y cortados en trozos

- 1 plátano maduro, pelado y cortado en rodajas

- 1 taza de yogur griego sin azúcar

- 1/2 taza de leche de almendras sin endulzar

- 1 cucharada de miel

- 1 cucharadita de extracto de vainilla

- 1 taza de hielo

Instrucciones:

1) En una licuadora, mezclar las fresas, los kiwis, el plátano, el yogur griego, la leche de almendras, la miel, el extracto de vainilla y el hielo hasta obtener un batido suave y cremoso.

2) Si el smoothie es demasiado espeso, añadir un poco más de leche de almendras hasta que tenga la consistencia deseada.

3) Dividir el smoothie en 4 vasos para servir.

4) Decorar con frutas frescas antes de servir, si se desea.

Tiempo de preparación: aproximadamente 10 minutos.

Porciones: 4 personas

Bizcocho de calabaza y nueces

Ingredientes:

- 1 taza de puré de calabaza
- 1/2 taza de aceite de coco derretido
- 1/2 taza de miel
- 2 huevos
- 1 cucharadita de extracto de vainilla
- 1 1/2 tazas de harina de avena
- 1 cucharadita de bicarbonato de sodio
- 1/2 cucharadita de polvo de hornear
- 1 cucharadita de canela molida
- 1/4 cucharadita de nuez moscada molida
- 1/4 cucharadita de sal marina
- 1/2 taza de nueces picadas

Instrucciones:

1) Precalentar el horno a 180°C. Engrasar un molde para bizcochos de 20 cm.

2) En un tazón grande, mezclar el puré de calabaza, el aceite de coco derretido, la miel, los huevos y el extracto de vainilla.

3) En otro tazón, mezclar la harina de avena, el bicarbonato de sodio, el polvo de hornear, la canela molida, la nuez moscada molida y la sal marina.

4) Añadir gradualmente la mezcla de harina a la mezcla de calabaza, revolviendo hasta que estén bien combinadas.

5) Agregar las nueces picadas y mezclar bien.

6) Verter la mezcla en el molde preparado y hornear durante unos 40-45 minutos, o hasta que un palillo insertado en el centro del bizcocho salga limpio.

7) Dejar enfriar en el molde durante unos minutos antes de sacar y enfriar completamente sobre una rejilla.

Tiempo de preparación: aproximadamente 20 minutos, más 40-45 minutos de horneado.

Porciones: 4 personas

Galletas de jengibre y canela

Ingredientes:

• 1 taza de harina de almendra

• 1/2 taza de harina de coco

• 1/4 taza de miel

• 1 huevo

• 2 cucharaditas de jengibre molido

• 2 cucharaditas de canela molida

• 1/2 cucharadita de bicarbonato de sodio

• 1/4 cucharadita de sal marina

• 1/4 taza de aceite de coco derretido

Instrucciones:

1) Precalentar el horno a 180°C. Forrar una bandeja para hornear con papel pergamino.

2) En un tazón grande, mezclar la harina de almendra, la harina de coco, la miel, el huevo, el jengibre molido, la canela molida, el bicarbonato de sodio y la sal marina.

3) Añadir el aceite de coco derretido y mezclar bien hasta obtener una masa suave.

4) Formar la masa en bolas pequeñas, colocarlas en la bandeja para hornear preparada y aplastarlas ligeramente con una espátula o tenedor.

5) Hornear durante unos 10-12 minutos o hasta que estén doradas.

6) Dejar enfriar completamente en la bandeja antes de servir.

Tiempo de preparación: aproximadamente 20 minutos, más 10-12 minutos de horneado.

Porciones: 4 personas

Helado de plátano con almendras

Ingredientes:

- 4 plátanos maduros

- 1/2 taza de leche de almendras

- 1 cucharadita de extracto de vainilla

- 1/4 taza de almendras picadas

- 1 cucharada de miel (opcional)

Instrucciones:

1) Pelar los plátanos y cortarlos en trozos pequeños. Congelar los trozos de plátano durante al menos 2 horas.

2) Una vez que los plátanos estén congelados, colocarlos en un procesador de alimentos o licuadora junto con la leche de almendras y el extracto de vainilla. Mezclar bien hasta que la mezcla tenga una consistencia suave y cremosa.

3) Añadir las almendras picadas a la mezcla y mezclar suavemente.

4) Si desea un sabor más dulce, agregar la miel a la mezcla y mezclar bien.

5) Transferir la mezcla a un recipiente apto para congelador y congelar durante al menos 2 horas o hasta que el helado esté firme.

6) Para servir, sacar el helado del congelador y dejarlo reposar a temperatura ambiente durante unos minutos para que se ablande un poco antes de servir.

Tiempo de preparación: aproximadamente 10 minutos, más 2 horas de congelación.

Porciones: 4 personas

Tarta de queso y arándanos

Ingredientes:

• 1 taza de arándanos frescos o congelados

• 1 taza de queso crema bajo en grasas

• 1/2 taza de yogur griego bajo en grasas

• 1/4 taza de miel

• 2 huevos

• 1 cucharadita de extracto de vainilla

• 1/2 taza de harina de avena

• 1/4 taza de almendras picadas

• 1 cucharadita de canela molida

• 1/4 cucharadita de sal

Instrucciones:

1) Precalentar el horno a 180°C y engrasar un molde para tartas de 20 cm de diámetro.

2) Colocar los arándanos en una sartén pequeña a fuego medio-alto y cocinar hasta que se ablanden y se formen pequeñas burbujas. Retirar del fuego y dejar enfriar.

3) En un tazón grande, batir el queso crema, el yogur griego y la miel hasta obtener una mezcla suave.

4) Añadir los huevos y el extracto de vainilla a la mezcla y batir hasta que estén bien incorporados.

5) En otro tazón, mezclar la harina de avena, las almendras picadas, la canela molida y la sal. Agregar la mezcla de harina a la mezcla de queso crema y batir hasta que se incorporen todos los ingredientes.

6) Verter la mezcla de queso en el molde preparado y esparcir los arándanos encima.

7) Hornear durante 30-35 minutos, o hasta que la tarta esté dorada y firme en el centro.

8) Dejar enfriar la tarta durante 10-15 minutos antes de servir.

Tiempo de preparación: aproximadamente 15 minutos, más 30-35 minutos de horneado.

Porciones: 4 personas

Pudding de arroz con canela

Ingredientes:

- 1 taza de arroz integral

- 2 tazas de agua

- 1 taza de leche de almendras

- 2 cucharaditas de canela molida

- 2 cucharadas de miel de abeja

- 1 cucharadita de extracto de vainilla

Preparación:

1) Enjuaga el arroz en un colador y ponlo en una cacerola mediana con agua. Llévalo a ebullición, luego reduce el fuego y cocina a fuego lento durante unos 40 minutos, o hasta que esté tierno y el agua se haya absorbido.

2) Agrega la leche de almendras, la canela, la miel y el extracto de vainilla al arroz cocido y mezcla bien.

3) Cocina a fuego medio, revolviendo constantemente, durante unos 5 minutos o hasta que la mezcla se espese.

4) Retira del fuego y deja enfriar durante unos minutos antes de servir.

5) Sirve en tazones individuales y espolvorea con un poco de canela molida por encima si lo deseas.

Tiempo de preparación: Aproximadamente 50 minutos.

Porciones: 4 personas

Flan de coco con frutas frescas

Ingredientes:

• 1 lata de leche de coco (400ml)

• 1 taza de leche desnatada

• 1/2 taza de azúcar de coco

• 3 huevos

• 1/2 taza de pulpa de coco rallado

• 1 cucharadita de extracto de vainilla

• Frutas frescas al gusto (fresas, mango, kiwi, etc.)

Instrucciones:

1) Precalentar el horno a 180°C.

2) En una olla mediana, mezclar la leche de coco, la leche desnatada y el azúcar de coco. Calentar a fuego medio hasta que el azúcar se disuelva completamente.

3) En un tazón grande, batir los huevos con la pulpa de coco rallado y el extracto de vainilla.

4) Añadir la mezcla de leche caliente a la mezcla de huevo poco a poco, batiendo constantemente.

5) Colar la mezcla para eliminar los grumos y verter en un molde para flan.

6) Llenar una fuente de horno con agua caliente y colocar el molde para flan dentro de ella.

7) Hornear durante 45-50 minutos, o hasta que el flan esté cuajado, pero aun ligeramente tembloroso.

8) Sacar el molde del agua y dejar enfriar a temperatura ambiente.

9) Refrigerar por al menos 2 horas antes de servir.

10) Servir el flan de coco con las frutas frescas cortadas en cubitos o rodajas.

Tiempo de preparación: 15 minutos

Tiempo de cocción: 50 minutos

Tiempo de refrigeración: 2 horas

Porciones: 4 personas

Batido de frutas rojas con yogur

Ingredientes:

- 2 tazas de frutas rojas congeladas (fresas, frambuesas, moras)

- 1 taza de yogur natural sin grasa

- 1 taza de leche de almendras sin endulzar

- 1 cucharadita de jengibre rallado

- 1 cucharadita de miel (opcional)

- 4 cubos de hielo

Instrucciones:

1) En una licuadora, mezcla las frutas rojas congeladas, el yogur, la leche de almendras, el jengibre rallado y la miel (si la usas).

2) Agrega los cubos de hielo a la licuadora y mezcla todo a velocidad alta durante 1-2 minutos o hasta que la mezcla esté suave y homogénea.

3) Sirve el batido inmediatamente en 4 vasos. Puedes decorar con una fresa o una hoja de menta si lo deseas.

Tiempo de preparación: El tiempo de preparación para esta receta es de aproximadamente 5-10 minutos, dependiendo de la velocidad de tu licuadora y de si tienes los ingredientes ya medidos y listos para usar.

Porciones: 4 personas

Tarta de pera y almendras

Ingredientes:

• 1 pera madura, pelada y en rodajas finas

• 1 taza de almendras molidas

• 1/2 taza de harina de avena

• 1/4 taza de aceite de coco derretido

• 1/4 taza de miel de abejas

• 2 huevos grandes

• 1 cucharadita de extracto de vainilla

• 1/2 cucharadita de canela molida

• 1/4 cucharadita de nuez moscada molida

• Una pizca de sal

Instrucciones:

1) Precalienta el horno a 180°C. Engrasa un molde para tartas de 20 cm de diámetro con aceite de coco y espolvorea con harina de avena.

2) En un tazón grande, mezcla las almendras molidas, la harina de avena, la canela molida, la nuez moscada molida y la pizca de sal.

3) En otro tazón, bate los huevos con el aceite de coco derretido, la miel de abejas y el extracto de vainilla hasta obtener una mezcla suave y homogénea.

4) Añade los ingredientes líquidos a los ingredientes secos y mezcla bien hasta que se forme una masa uniforme.

5) Vierte la masa en el molde preparado y extiéndela uniformemente en el fondo.

6) Coloca las rodajas de pera en la parte superior de la masa, presionándolas ligeramente hacia abajo.

7) Hornea la tarta durante 30-35 minutos o hasta que esté dorada y firme al tacto.

8) Deja enfriar la tarta antes de servir.

Tiempo de preparación: El tiempo de preparación para esta receta es de aproximadamente 15-20 minutos, y el tiempo de cocción es de 30-35 minutos. Por lo tanto, en total, esta receta debería tomar alrededor de 45-55 minutos para prepararse y cocinarse.

Porciones: 4 personas

Brownie de remolacha y chocolate negro

Ingredientes:

- 1 remolacha grande, pelada y rallada finamente

- 1 taza de harina de almendra

- 1/2 taza de harina de avena

- 1/4 taza de cacao en polvo sin azúcar

- 1/4 taza de miel de abejas

- 1/4 taza de aceite de coco derretido

- 2 huevos grandes

- 1 cucharadita de extracto de vainilla

- 1/2 cucharadita de bicarbonato de sodio

- 1/4 cucharadita de sal

- 1/2 taza de chips de chocolate negro sin azúcar

Instrucciones:

1) Precalienta el horno a 180°C. Engrasa un molde para brownies de 20 cm de diámetro con aceite de coco y espolvorea con harina de avena.

2) En un tazón grande, mezcla la harina de almendra, la harina de avena, el cacao en polvo, el bicarbonato de sodio y la pizca de sal.

3) En otro tazón, bate los huevos con el aceite de coco derretido, la miel de abejas y el extracto de vainilla hasta obtener una mezcla suave y homogénea.

4) Añade los ingredientes líquidos a los ingredientes secos y mezcla bien hasta que se forme una masa uniforme.

5) Agrega la remolacha rallada a la masa y mezcla bien para incorporarla.

6) Agrega los chips de chocolate negro y mezcla de nuevo.

7) Vierte la masa en el molde preparado y extiéndela uniformemente en el fondo.

8) Hornea el brownie durante 25-30 minutos o hasta que esté dorado y firme al tacto.

9) Deja enfriar el brownie antes de cortarlo en porciones.

Tiempo de preparación: El tiempo de preparación para esta receta es de aproximadamente 20-25 minutos, y el tiempo de cocción es de 25-30 minutos. Por lo tanto, en total, esta receta debería tomar alrededor de 45-55 minutos para prepararse y cocinarse.

Porciones: 4 personas

Ensalada de frutas con yogur y miel

Ingredientes:

• 2 tazas de frutas frescas picadas (pueden ser fresas, arándanos, kiwi, mango, piña, etc.)

• 1/2 taza de yogur natural bajo en grasa

• 2 cucharadas de miel de abejas

• 1 cucharadita de jugo de limón

• 1/4 taza de almendras fileteadas y tostadas

Instrucciones:

1) Lava y corta las frutas en trozos pequeños y colócalas en un tazón grande.

2) En un tazón aparte, mezcla el yogur, la miel y el jugo de limón hasta que estén bien combinados.

3) Vierte la mezcla de yogur sobre las frutas y mezcla suavemente hasta que todas las frutas estén cubiertas con el yogur.

4) Espolvorea las almendras tostadas sobre la ensalada de frutas.

5) Sirve la ensalada de frutas fría y disfruta.

Tiempo de preparación: El tiempo de preparación para esta receta es de aproximadamente 10-15 minutos, y no requiere cocción.

Porciones: 4 personas

Natillas de chía con frutas frescas

Ingredientes:

- 1/4 taza de semillas de chía

- 1 1/2 taza de leche de almendras sin azúcar

- 2 cucharadas de miel de abejas

- 1 cucharadita de extracto de vainilla

- Frutas frescas picadas (pueden ser fresas, kiwi, mango, etc.)

- 2 cucharadas de nueces picadas (opcional)

Instrucciones:

1) En un tazón, mezcla las semillas de chía, la leche de almendras, la miel de abejas y el extracto de vainilla hasta que estén bien combinados.

2) Cubre el tazón con papel filme y refrigera la mezcla durante al menos 4 horas o toda la noche, hasta que la mezcla haya espesado y las semillas de chía se hayan hidratado.

3) Una vez que la mezcla haya espesado, remuévela bien para asegurarte de que no haya grumos.

4) Sirve las natillas en tazones o copas y agrega las frutas frescas picadas y las nueces picadas encima.

5) Sirve frío y disfruta.

Tiempo de preparación: El tiempo de preparación para esta receta es de aproximadamente 5-10 minutos, pero debes refrigerar la mezcla de chía durante al menos 4 horas antes de servirla. Por lo tanto, en total, esta receta debería tomar alrededor de 4-5 horas para prepararse y estar lista para servir.

Porciones: 4 personas

Mousse de piña con yogur

Ingredientes:

- 1 taza de piña picada

- 1/2 taza de yogur griego bajo en grasa

- 2 cucharadas de miel de abejas

- 1 cucharadita de jugo de limón

- 1 cucharadita de gelatina sin sabor

- 1/4 taza de agua caliente

- 1/4 taza de crema batida (opcional)

Instrucciones:

1) En una licuadora, mezcla la piña, el yogur, la miel y el jugo de limón hasta que la mezcla esté suave.

2) En un tazón pequeño, mezcla la gelatina sin sabor con agua caliente hasta que la gelatina se disuelva completamente.

3) Agrega la gelatina disuelta a la mezcla de piña en la licuadora y mezcla bien.

4) Vierte la mezcla de mousse de piña en tazones o copas y refrigera durante al menos 1 hora o hasta que la mousse esté firme.

5) Si lo deseas, agrega una cucharada de crema batida encima de cada porción antes de servir.

Tiempo de preparación: El tiempo de preparación para esta receta es de aproximadamente 10-15 minutos, pero debes refrigerar la mousse durante al menos 1 hora antes de servirla. Por lo tanto, en total, esta receta debería tomar alrededor de 1 hora y 15 minutos para prepararse y estar lista para servir.

Porciones: 4 personas

Batido de fresa y piña con jengibre

Ingredientes:

- 2 tazas de fresas frescas, cortadas en trozos

- 1 taza de piña fresca, cortada en trozos

- 1 cucharadita de jengibre fresco rallado

- 1 taza de yogur griego sin azúcar

- 1 cucharada de miel (opcional, para endulzar)

Instrucciones:

1) En una licuadora, agrega las fresas, la piña y el jengibre rallado.

2) Mezcla los ingredientes a velocidad alta hasta obtener una mezcla suave y homogénea.

3) Añade el yogur griego a la licuadora y mezcla nuevamente hasta que todos los ingredientes estén bien combinados.

4) Si deseas endulzar el batido, agrega la miel y vuelve a mezclar.

5) Una vez que obtengas la consistencia deseada, vierte el batido en vasos o recipientes para servir.

Tiempo de preparación: Aproximadamente 10 minutos.

Porciones: 4 personas.

Trufas de avena y cacao en polvo

Ingredientes:

- 1 taza de avena en hojuelas

- 1/2 taza de mantequilla de almendras

- 1/4 taza de miel o jarabe de agave

- 2 cucharadas de cacao en polvo sin azúcar

- 1 cucharadita de extracto de vainilla

- 1/4 taza de coco rallado (opcional, para decorar)

Instrucciones:

1) En un procesador de alimentos, tritura la avena hasta obtener una textura fina.

2) Agrega la mantequilla de almendras, la miel o el jarabe de agave, el cacao en polvo y el extracto de vainilla al procesador de alimentos.

3) Mezcla todos los ingredientes hasta obtener una masa homogénea y pegajosa.

4) Forma pequeñas bolitas con la masa y colócalas en un plato o bandeja forrada con papel encerado.

5) Si deseas, rueda las trufas en coco rallado para decorar.

6) Refrigera las trufas durante al menos 30 minutos antes de servir.

Tiempo de preparación: Aproximadamente 20 minutos, más el tiempo de refrigeración de al menos 30 minutos.

Porciones: 4 personas

Smoothie de mango y plátano

Ingredientes:

- 2 mangos maduros, pelados y sin hueso

- 2 plátanos maduros

- 1 taza de yogur de coco sin azúcar

- 1 taza de leche de almendras sin azúcar

- 1 cucharadita de miel (opcional, para endulzar)

• Cubitos de hielo (opcional)

Instrucciones:

1) Corta los mangos y los plátanos en trozos.

2) En una licuadora, agrega los mangos, los plátanos, el yogur de coco y la leche de almendras.

3) Mezcla los ingredientes a velocidad alta hasta obtener una consistencia suave y cremosa.

4) Si deseas endulzar el smoothie, agrega la miel y vuelve a mezclar.

5) Si prefieres una textura más fría, añade unos cubitos de hielo y mezcla nuevamente hasta que estén bien triturados.

6) Vierte el smoothie en vasos para servir.

Tiempo de preparación: Aproximadamente 5 minutos.

Porciones: 4 personas

Bizcocho de limón y semillas de chía

Ingredientes:

• 1 1/2 tazas de harina de trigo integral

• 1/2 taza de harina de almendras

• 1/4 taza de semillas de chía

• 2 cucharaditas de polvo de hornear

• 1/2 cucharadita de bicarbonato de sodio

• 1/4 cucharadita de sal

• 1/2 taza de miel o jarabe de agave

• 1/4 taza de aceite de coco derretido

• 1/2 taza de leche de almendras sin azúcar

• Zumo y ralladura de 2 limones

• 2 huevos

- 1 cucharadita de extracto de vainilla

Instrucciones:

1) Precalienta el horno a 180°C (350°F) y engrasa un molde para bizcocho.

2) En un tazón grande, mezcla la harina de trigo integral, la harina de almendras, las semillas de chía, el polvo de hornear, el bicarbonato de sodio y la sal.

3) En otro tazón, combina la miel o el jarabe de agave, el aceite de coco derretido, la leche de almendras, el zumo y la ralladura de limón, los huevos y el extracto de vainilla. Mezcla bien todos los ingredientes líquidos.

4) Vierte la mezcla líquida en el tazón de ingredientes secos y revuelve hasta que se forme una masa homogénea.

5) Vierte la masa en el molde preparado y alísala con una espátula.

6) Hornea el bizcocho durante aproximadamente 30-35 minutos, o hasta que esté dorado y al insertar un palillo en el centro, este salga limpio.

7) Una vez horneado, retira el bizcocho del horno y déjalo enfriar en el molde durante unos minutos. Luego, transfiérelo a una rejilla para que se enfríe por completo.

Tiempo de preparación: Aproximadamente 15 minutos.

Tiempo de cocción: Aproximadamente 30-35 minutos.

Porciones: 4 personas

Galletas de coco y frutos secos

Ingredientes:

- 1 1/2 tazas de coco rallado sin azúcar

- 1/2 taza de frutos secos picados (almendras, nueces, avellanas, etc.)

- 1/4 taza de semillas de chía

- 2 cucharadas de miel o jarabe de agave

- 2 cucharadas de aceite de coco derretido

- 1 cucharadita de extracto de vainilla

- 1 huevo

Instrucciones:

1) Precalienta el horno a 180°C (350°F) y forra una bandeja para hornear con papel encerado.

2) En un tazón, mezcla el coco rallado, los frutos secos picados y las semillas de chía.

3) En otro tazón, mezcla la miel o el jarabe de agave, el aceite de coco derretido, el extracto de vainilla y el huevo. Bate todos los ingredientes líquidos hasta que estén bien combinados.

4) Vierte la mezcla líquida en el tazón de ingredientes secos y revuelve hasta que todos los ingredientes estén completamente incorporados.

5) Toma porciones de masa y forma galletas redondas. Colócalas en la bandeja para hornear, dejando suficiente espacio entre ellas.

6) Presiona ligeramente cada galleta con la parte trasera de una cuchara para aplanarla.

7) Hornea las galletas durante aproximadamente 12-15 minutos, o hasta que estén ligeramente doradas en los bordes.

8) Una vez horneadas, retira las galletas del horno y déjalas enfriar completamente en la bandeja antes de manipularlas.

Tiempo de preparación: 15 minutos.

Tiempo de cocción: Aproximadamente 12-15 minutos.

Porciones: 4 personas.

Helado de frutas del bosque

Ingredientes:

- 2 tazas de frutas del bosque congeladas (arándanos, frambuesas, moras, etc.)

- 1 plátano maduro congelado

- 1/2 taza de leche de coco sin azúcar

• 2 cucharadas de miel o jarabe de agave (opcional, para endulzar)

Instrucciones:

1) Coloca las frutas del bosque congeladas, el plátano congelado y la leche de coco en una licuadora o procesador de alimentos.

2) Mezcla los ingredientes a velocidad alta hasta obtener una mezcla suave y cremosa.

3) Si deseas endulzar el helado, agrega la miel o el jarabe de agave y mezcla nuevamente.

4) Prueba la mezcla y ajusta el nivel de dulzor según tu preferencia.

5) Una vez que obtengas la consistencia deseada, transfiere el helado a un recipiente apto para congelador.

6) Cubre el recipiente y colócalo en el congelador durante al menos 3-4 horas, o hasta que el helado esté firmo.

7) Saca el helado del congelador unos minutos antes de servir para que se ablande ligeramente.

8) Sirve el helado de frutas del bosque en boles o conos y disfruta.

Tiempo de preparación: Aproximadamente 10 minutos.

Tiempo de congelación: Aproximadamente 3-4 horas.

Porciones: 4 personas.

Tarta de manzana y canela sin azúcar

Ingredientes:

Para la masa:

• 1 1/2 tazas de harina de trigo integral

• 1/2 taza de harina de almendras

• 1/4 taza de aceite de coco derretido

• 1/4 taza de agua fría

• 1 cucharadita de extracto de vainilla

Para el relleno:

- 4 manzanas grandes, peladas, descorazonadas y cortadas en rodajas finas

- 2 cucharaditas de canela en polvo

- 1 cucharada de jugo de limón

- Edulcorante natural al gusto (stevia, eritritol, etc.)

Instrucciones:

1) Precalienta el horno a 180°C (350°F) y engrasa un molde para tarta.

2) En un tazón grande, mezcla la harina de trigo integral y la harina de almendras.

3) Agrega el aceite de coco derretido, el agua fría y el extracto de vainilla al tazón de ingredientes secos. Mezcla hasta que se forme una masa.

4) Enharina ligeramente una superficie de trabajo y extiende la masa con un rodillo hasta que tenga el tamaño suficiente para cubrir el molde para tarta.

5) Coloca la masa en el molde y presiona suavemente para cubrirlo completamente.

6) En un tazón aparte, mezcla las rodajas de manzana, la canela en polvo, el jugo de limón y el edulcorante natural al gusto. Asegúrate de que las manzanas estén bien cubiertas con la canela.

7) Distribuye las rodajas de manzana en el molde sobre la masa, creando una capa uniforme.

8) Hornea la tarta durante aproximadamente 35-40 minutos, o hasta que la masa esté dorada y las manzanas estén tiernas.

9) Una vez horneada, retira la tarta del horno y déjala enfriar antes de servir.

Tiempo de preparación: 20 minutos.

Tiempo de cocción: Aproximadamente 35-40 minutos.

Porciones: 4 personas.

Pudding de chía con leche de coco

Ingredientes:

- 1/2 taza de semillas de chía

- 2 tazas de leche de coco sin azúcar

- 2 cucharadas de miel o jarabe de agave (opcional, para endulzar)

- 1 cucharadita de extracto de vainilla

- Frutas frescas para decorar (fresas, arándanos, kiwi, etc.)

- Frutos secos picados para decorar (almendras, nueces, etc.)

Instrucciones:

1) En un tazón grande, combina las semillas de chía, la leche de coco, la miel o el jarabe de agave (si lo deseas) y el extracto de vainilla. Mezcla bien todos los ingredientes.

2) Revuelve la mezcla durante unos minutos para asegurarte de que las semillas de chía se distribuyan de manera uniforme y no se formen grumos.

3) Cubre el tazón y refrigera el pudding durante al menos 2 horas, o hasta que se haya espesado y adquirido una textura gelatinosa.

4) Remueve el pudding de chía del refrigerador y revuélvelo nuevamente antes de servir.

5) Divide el pudding en cuencos individuales o copas.

6) Decora cada porción con frutas frescas y frutos secos picados.

7) Sirve el pudding de chía con leche de coco frío y disfruta.

Tiempo de preparación: Aproximadamente 5 minutos.

Tiempo de reposo: Aproximadamente 2 horas.

Porciones: 4 personas.

Flan de chocolate negro con nueces

Ingredientes:

- 3 tazas de leche de almendras sin azúcar

- 200 g de chocolate negro (mínimo 70% cacao), picado

- 1/2 taza de nueces picadas

- 1/2 taza de edulcorante natural (stevia, eritritol, etc.)

- 4 huevos

- 1 cucharadita de extracto de vainilla

Instrucciones:

1) Precalienta el horno a 180°C (350°F).

2) En una olla, calienta la leche de almendras a fuego medio hasta que esté caliente pero no hirviendo.

3) Retira la olla del fuego y agrega el chocolate picado. Remueve hasta que el chocolate se haya derretido por completo y la mezcla esté suave.

4) Agrega las nueces picadas y mezcla nuevamente.

5) En un tazón aparte, bate los huevos, el edulcorante natural y el extracto de vainilla hasta obtener una mezcla homogénea.

6) Vierte lentamente la mezcla de huevo en la olla con la leche de almendras y el chocolate, removiendo constantemente para evitar que los huevos se cocinen.

7) Una vez que todos los ingredientes estén bien incorporados, vierte la mezcla en moldes individuales para flan.

8) Coloca los moldes en una bandeja para horno y llena la bandeja con agua caliente hasta alcanzar la mitad de la altura de los moldes.

9) Hornea durante aproximadamente 35-40 minutos, o hasta que los flanes estén firmes en los bordes, pero aún tengan un ligero temblor en el centro.

10) Retira los moldes del agua caliente y deja que los flanes se enfríen a temperatura ambiente.

11) Luego, refrigera los flanes durante al menos 2 horas, o hasta que estén completamente fríos y firmes.

12) Una vez refrigerados, desmolda los flanes y sírvelos fríos.

Tiempo de preparación: 20 minutos.

Tiempo de cocción: Aproximadamente 35-40 minutos.

Tiempo de refrigeración: Aproximadamente 2 horas.

Porciones: 4 personas.

Batido de plátano y fresa con leche de almendras

Ingredientes:

• 2 plátanos maduros

• 2 tazas de fresas frescas

• 2 tazas de leche de almendras sin azúcar

• 1 cucharada de miel o jarabe de agave (opcional, para endulzar)

• Hielo (opcional, para una consistencia más fría y espesa)

Instrucciones:

1) Pela los plátanos y córtalos en rodajas.

2) Lava y corta las fresas en trozos.

3) En una licuadora, agrega los plátanos, las fresas, la leche de almendras y la miel o el jarabe de agave (si deseas endulzar el batido).

4) Opcionalmente, añade unos cubitos de hielo a la licuadora si deseas una consistencia más fría y espesa.

5) Licúa todos los ingredientes a velocidad alta hasta obtener una mezcla suave y homogénea.

6) Prueba el batido y ajusta el nivel de dulzor agregando más miel o jarabe de agave, si es necesario.

7) Una vez que el batido esté listo, sírvelo en vasos o copas.

8) Puedes decorar el batido con una fresa fresca en la parte superior, si lo deseas.

9) Disfruta del batido de plátano y fresa con leche de almendras de inmediato.

Tiempo de preparación: Aproximadamente 5 minutos.

Espero sinceramente que hayan disfrutado cocinando y probando todas estas preparaciones que, con mucho cariño, hemos seleccionado para ustedes. Más que un simple recetario, este libro representa una invitación para cuidar su salud y bienestar a través de uno de los actos más placenteros: comer rico y sano.

Estas 100 recetas que conforman esta obra tienen el poder de ayudar a reducir la inflamación crónica, lo que se traduce en una mejor calidad de vida. Ahora cuentan con deliciosas alternativas para implementar fácilmente una dieta antiinflamatoria.

Recuerda ajustar las cantidades de los ingredientes según el número de porciones que necesites.